JN016303

理論とゴロ合わせで

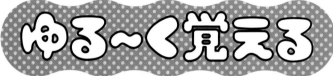

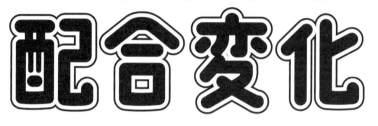

相澤 学

公立学校共済組合 関東中央病院 薬剤部長

じほう

はじめに

　本書を手にしていただき，ありがとうございます。

　さて皆さんは，処方されている薬剤の配合変化をすべてチェックしながら業務を行っていますか？　おそらく現実的には困難ではないかと思います。そこで本書では，無限の組み合わせのある配合変化を予想したり避けられるように，そのメカニズムを化学が苦手な人でもわかるようにできるだけわかりやすく解説しました。また，掲載されている薬剤が印象に残れば，取り扱うときにチェック機能が働き，本書の最大の特徴である"ゴロ合わせ"を活用できると思います。

　本書のコンセプトもご紹介したいと思います。
- テレビ番組のような楽しさを意識して執筆しました。そこで各項目を第○話の形式にしていますし，次回の予告も入れています。
- 読み方は，気になる項目を選んで読んでも良いですし，各話が微妙につながっていますので，第1話から順番に読んでも良いです。まさに，ハイブリットな読み方ができると思います。
- 通勤の際に読みやすいようなサイズ感と読みやすさを心掛けました。通勤時に堅苦しい本を読むのは疲れてしまうことがあります。そこで疲れを癒す，あるいはトリビア的な知識を得られれば何かの機会に話題にできるのではと思い，「今回の雑談」というコラム欄を設けました。あまりにも砕けた内容だとお叱りを受けるかも知れませんが，回によってはインシデント事例など心に刺さる内容もあります。その「今回の雑談」は，私の中

身が子どものままなので児童書を参考にしている箇所がかなり
あります。そのことも読みやすくなっている要因になっています。

- 第1〜20話までは月刊薬事での連載を加筆修正しました。また，
  第21〜27話をスピンオフバージョンとして新たに書き下ろし
  ました。月刊薬事での連載をすべて読んでいても本書を手に取
  る価値があります。

- 付録として，じほうの書籍から厳選した配合変化のデータも掲
  載しています。

　ただし，注意していただきたいことは，本書にすべての配合変
化を掲載しているわけではありません。掲載されていない配合変
化は山ほどあります。また，掲載されている配合変化も条件に
よっては起こらない可能性もあります。よって，本書は決して配
合変化のバイブルではありま
せん。あくまでも参考程度で
活用してください。ちなみに，
ストライパーというヘビーメ
タルバンドはステージから聖
書（バイブル）をばら撒きま
す。なんでこんなことを書い
たかといいますと，私自身が
メタル魔宮から抜け出せずに
いるからです（図）。

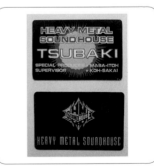

つらいときに眺めることがあります。
図　ヘビーメタル時代の抜け殻
〔著者所蔵品〕

　そんなこんなで，ゆる～い内容で配合変化の**"ゴロ合わせ"**を覚えていただき，皆様の業務に活かしていただければ著者冥利に尽きると思います。

　最後に，牛田充彦様をはじめ"じほう"の皆様，イラストレーターの沼田健様はじめ本書の作成に多大なご尽力をいただいた皆様に感謝を申し上げます。

2022年9月

公立学校共済組合関東中央病院 薬剤部長

相澤　学

AIZAWA Manabu

目　次

目
次

本書のご利用にあたって

　本書の記載内容が最新かつ正確であるよう最善の努力をしておりますが，診断・治療法，医薬品添付文書，診療ガイドライン等は最新の知見に基づき変更されることがあります。そのため，本書を利用される際は十分な注意を払われるようお願い申し上げます。

株式会社じほう

理論とゴロ合わせで
ゆる〜く覚える

配合変化

第1話

諦めないで配合変化

配合変化やルート管理がなぜ必要？

　さて，「ゆる～く覚える配合変化」ということで，配合変化やルート管理について解説していきます。とはいえ，趣味がヘビーメタルと怪獣という私が小難しいお話など当然できません。ぜひ，皆さんも肩の力を抜いて読んでください。ときどき話が逸れますが，目くじらを立てずにご容赦ください（あくまでも，"ゆる～く"なので）。

　ところで，配合変化やルート管理がなぜ必要かと聞かれたら皆さんはすぐに回答できますか？　まずは，本来投与される薬剤と異なる異物や含量が減った薬剤が直接血管内に投与されてしまうという患者さんの不利益があるからでしょう。実際に，インシデントが発生し患者さんの命にかかわる事例となったこともあります。

　また，変色や沈殿など配合変化を起こした薬剤を廃棄する医療経済上の問題もあります。さらに，薬剤だけでなくルートなどの器具も廃棄となります。皆さんの施設でも「DPCだからジェネリックに切り替えて医薬品購入費を抑えろ」と上層部から指示があり爪に火をともす思いで業務をされている方もいると思います。まして，最近続々と発売されている高額な薬剤を配合変化させて廃棄となると目もあてられません。始末書ものです！

■配合変化の組み合わせは覚えきれない

　もしかしたらデータベースならば配合変化をある程度カバーできるかもしれませんが，普通の人間では配合変化をすべて記憶するのは不可能です，とここでは言い切ってしまいます。例えば，見た目に反してIQ 600もあるトノサマバッタ男の仮面ライダー1号ならすべて記憶できるかも知れません（ちなみに本郷猛はIQ 600もありスポーツも万能なのでショッカーに選ばれて，体は仮面ライダーに改造されたのですが，脳を改造される直前に緑川博士によって脱出することができたため，ショッカーの恐ろしさを知る男として戦う宿命となります）。

　だからといって，配合変化の組み合わせが無限で覚えきれないと諦めてはいけません。知識があれば，ある程度は予測可能となります。

■一番多い原因はpHの移動

　それでは，配合変化の話に戻します。配合変化は，pHの移動に伴うものが一番多いといわれています。なぜでしょうか？　それは，注射剤によっては主成分の安定性や可溶性を高めるために，pHを酸性もしくはアルカリ性に調整している製剤があるからです。そのようにpHを調整した製剤が他の注射剤や輸液に配合されることにより，pHが移動することで沈殿や混濁，含量低下などの配合変化を起こすことがあります。表1，表2に，配合変化を起こしやすい主な酸性あるいはアルカリ性の注射剤を示します。例えば，アレビアチン®注はpH 12なので，めっちゃ強アルカリ性です。ただし，酸性やアルカリ性の注射剤のすべてを一覧にしているわけではないので，添付文書を参照するようお願いします。

表1　配合変化を起こしやすい酸性注射剤（全部ではありません）

商品名	一般名	pH
主な酸性注射剤（pH 3.0以下）		
ミノマイシン点滴静注用	ミノサイクリン塩酸塩	2.0〜3.5（10 mg/mL）
ランダ注	シスプラチン	2.0〜5.5
ビソルボン注	ブロムヘキシン塩酸塩	2.2〜3.2
ノルアドレナリン注	ノルアドレナリン	2.3〜5.0
ボスミン注	アドレナリン	2.3〜5.0
エピルビシン塩酸塩注射液	エピルビシン塩酸塩	2.5〜3.5
セファランチン注	セファランチン	2.5〜3.5
ドパストン静注	レボドパ	2.5〜4.5
プリンペラン注射液	塩酸メトクロプラミド	2.5〜4.5
塩酸バンコマイシン点滴静注用	バンコマイシン塩酸塩	2.5〜4.5（5 mg/mL NS）
アトニン-O注	オキシトシン	2.5〜4.5
モルヒネ塩酸塩注射液	モルヒネ塩酸塩水和物	2.5〜5.0
ドブトレックス注射液	ドブタミン塩酸塩	2.7〜3.3
インデラル注射液	プロプラノロール塩酸塩	2.8〜3.5
ドルミカム注射液	ミダゾラム	2.8〜3.8
ジェムザール注射用	ゲムシタビン塩酸塩	約3（16 mg/mL NS）

NS：生理食塩液

〔各医薬品添付文書より〕

表2　配合変化を起こしやすいアルカリ性注射剤（全部ではありません）

商品名	一般名	pH
主なアルカリ性注射剤（pH 7.0以上）		
アレビアチン注	フェニトインナトリウム	約12
デノシン点滴静注用	ガンシクロビル	10.8〜11.4
タケプロン静注用	ランソプラゾール	10.6〜11.3（NS 5 mLにて溶解時）
ゾビラックス点滴静注用	アシクロビル	約10.4（NS 100 mLにて溶解時）
ラボナール注射用	チオペンタールナトリウム	10.2〜11.2（2.5%）

（次頁へ続く）

（表2の続き）

商品名	一般名	pH
オメプラゾール注用	オメプラゾールナトリウム	9.5〜11.0 （WS 20 mL に溶解時）
バクトラミン注	トリメトプリム・スルファメトキサゾール	9.10〜9.90
10％デヒドロコール酸注	デヒドロコール酸	9〜11
ダントリウム静注用	ダントロレンナトリウム水和物	9.0〜10.5 （WS 60 mL に溶解時）
ソルダクトン静注用	カンレノ酸カリウム	9〜10
フェジン静注	含糖酸化鉄	9.0〜10.0
ダイアモックス注射用	アセタゾラミドナトリウム	9.0〜10.0 （100 mg/mL WS）
ラシックス注	フロセミド	8.6〜9.6
プロジフ静注液	ホスフルコナゾール	8.5〜9.5
5-FU 注	フルオロウラシル	8.2〜8.6
フォリアミン注射液	葉酸	8.0〜11.0
ネオフィリン注	アミノフィリン水和物	8.0〜10.0
スルバシリン静注用	スルバクタムナトリウム・アンピシリンナトリウム	8.0〜10.0 （1.5 g/10 mL）
ビクシリン注射用	アンピシリンナトリウム	8.0〜10.0 （1.0 g/10 mL WS）
キロサイド注	シタラビン	8.0〜9.3
メソトレキセート点滴静注液	メトトレキサート	8.0〜9.0
カタクロット注射液	オザグレルナトリウム	7.7〜8.7
フェノバール注射液	フェノバルビタール	7.5〜9.4
ファーストシン静注用	セフォゾプラン塩酸塩	7.5〜9.0 （WS・5％ TZ・NS）
注射用エラスポール	シベレスタットナトリウム水和物	7.5〜8.5 （WS 10 mL に溶解時）
プロスタルモン・F 注射液	ジノプロスト	7.0〜9.5
メイロン静注	炭酸水素ナトリウム	7.0〜8.5

WS：注射用水，NS：生理食塩液，5％TZ：5％ブドウ糖液

〔各医薬品添付文書より〕

皆さんは，この一覧を見て「こんなに覚えられない」と思うかも知れませんが，本書を読んでいるうちに知らぬ間に頭にインプットされていくはずです。次回は，少し真面目に"pH変動スケール"のお話をします。そこで理論をわかっていただき，第3話からインプットできる"ゆる〜いゴロ合わせの"お話に入っていきます。

まとめ

・pHの移動に伴う配合変化が一番多いといわれる。
・酸性もしくはアルカリ性に調整している製剤はpHが移動することにより配合変化が起こる。

💬 今回の雑談

仮面ライダーは風力発電

　本編にも登場した仮面ライダーの変身を思い起こせば，変身ポーズや何かしらのアイテムがあります。ただしIQ600という無茶な設定の仮面ライダー1号の初期は変身ポーズなどありませんでした。ベルトの風車に風圧がかかると変身するという，風力発電の理論です。

　基本的な変身は，サイクロン号という時速400km，ジャンプ力30mという違法改造バイクを運転し（警察に見つかれば懲役や罰金になりかねないのでかなりライダーもチャレンジャーです），そのときの風圧で変身するというパターンでした。

　主人公の本郷猛（役：藤岡弘さん）を仮面ライダーに改造したショッカーは，SDGs目標7の「エネルギーをみん

なに，そしてクリーンに」を約50年前から配慮していたのです。ご立派！

　さて，発電と言って思い浮かぶのは，エレキテルの平賀源内ではないでしょうか？　源内は鉱山の開発，温度計の考案，浄瑠璃作者，「土用の丑の日」を広めるアイデアなど才能を発揮します。また，薬用植物を研究する本草学者として，日本で初めて全国規模の薬物や産物の展示交換会「薬品会」を開催しました。

　そんな多才でアイデアマンな源内に，あるとき大名が「業者に頼んだ屋敷の修理の見積もりが高すぎる」と相談します（源内に値引き交渉を頼んだのでしょうか？）。そこで源内は「自分ならもっと安くできる」と言って見積もりを出したので，先に見積もりを出した2人と喧嘩をします。見かねた大名は結局3人に修理を依頼し，仲直りのため源内の家で酒盛りし3人は仲直りをします。しかし，翌朝に目覚めると源内の見積もりが見当たらなくなっていました。そこで源内は2人の仕業と判断し2人を殺傷してしまいます。ところが，見積もりが源内の帯の間から出てきました。なんと，自分の勘違いで殺人をしてしまったのです。結局，源内は獄中で最期を迎えます。

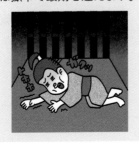

とっても残念な最期を迎えた源内ですが，本書も残念だと言われないように頑張って執筆しました。よろしくお願いいたします！

【文　献】

・東海林　徹，他：注射薬配合変化Q&A 第2版．じほう，2013
・赤瀬朋秀，他：根拠からよくわかる 注射薬・輸液の配合変化 Ver.2；基礎から学べる，配合変化を起こさないためのコツとポイント．羊土社，2017
・東京都病院薬剤師会・編：目からうろこ 輸液栄養時におけるフィジカルアセスメント・配合変化・輸液に用いる器具．薬事日報社，2014
・小西聖一：シナリオ まんが日本の歴史人物事典．小学館，2008
・真山知幸：ざんねんな偉人伝 それでも愛すべき人々．学研プラス，2017
・米村でんじろう：でんじろう先生の科学は爆発だ おもしろ科学者大図鑑．幻冬舎，2019

pH変動スケールの読み方

▌配合変化は予測できる

　pHの変動による配合変化を予測するには，インタビューフォームに掲載されている「pH変動試験」を用います。pH変動試験とは，輸液や注射剤に酸またはアルカリを徐々に添加したときの配合変化などの外観変化やpHの変動を示します。

　pH変動試験の方法は，測定する注射剤（試料液）にpH調整剤として0.1 mol/L（1/10 N）の塩酸（酸性）あるいは0.1 mol/L（1/10 N）の水酸化ナトリウム液（アルカリ性）を徐々に滴下し，pHをそれぞれ酸性側もしくはアルカリ性側へと移動させます。pH調整剤を通常10 mL添加し外観変化が生じない場合は，滴下を終了します。この時点でのpHを，「最終pH」といいます。そして，沈殿や混濁など外観変化が現れた場合，そのpHを「変化点pH」といいます。また，「変化点pH」から0.2試料液側の外観変化が認められないギリギリのpHを「臨界点pH」といいます。

　また，pH変動試験の結果をスケールにまとめたものを「pH変動スケール」といいます。

　「**最終pH**」…pH変動試験で外観変化がなく滴下を終了した時点のpH

　「**変化点pH**」…pH変動試験で外観変化が現れた時点のpH

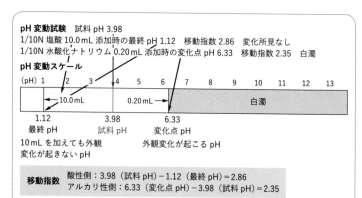

pH 変動試験　試料 pH 3.98
1/10N 塩酸 10.0 mL 添加時の最終 pH 1.12　移動指数 2.86　変化所見なし
1/10N 水酸化ナトリウム 0.20 mL 添加時の変化点 pH 6.33　移動指数 2.35　白濁

pH 変動スケール
(pH) 1　2　3　4　5　6　7　8　9　10　11　12　13

10.0 mL　0.20 mL　白濁

1.12　3.98　6.33
最終 pH　試料 pH　変化点 pH
10 mL を加えても外観　外観変化が起こる pH
変化が起きない pH

移動指数　酸性側：3.98（試料 pH）−1.12（最終 pH）＝2.86
　　　　　アルカリ性側：6.33（変化点 pH）−3.98（試料 pH）＝2.35

配合変化が起きない場合，移動指数が小さいほど緩衝性が強い。つまり，相手の薬剤を自分の pH に
近づけ配合変化を起こしやすい

図1　セレネース®注のpH変動試験とpH変動スケール

「**臨界点pH**」…変化点pHから0.2試料液側の外観変化が認められないpH

「**pH変動スケール**」…pH変動試験の結果をまとめたスケール

　図1に，セレネース®注5mgのpH変動試験（インタビューフォームに記載あり）とpH変動スケールを示します。もともと，セレネース®注5mgのpHは3.98です（試料pH）。

　酸性側は，1/10N塩酸10.0mLを添加し配合変化は起こらなかったので，最終pH 1.12となります。

　アルカリ性側は，1/10N水酸化ナトリウムを0.20mL添加したら白濁しました。よって，変化点pH 6.33となります。

　ここでの「移動指数」は，

　酸性側では，

3.98（試料pH）−1.12（最終pH）＝2.86

アルカリ性側では，

6.33（変化点pH）−3.98（試料pH）＝2.35

となります。

　配合変化を予測する際に，この「移動指数」がポイントで，外観変化が起きない場合（最終pH）の移動指数が小さい場合は，"緩衝性"が強い，要するにその注射剤のpHは移動しにくく，相手の注射剤のpHを移動させることにより配合変化を起こしやすい薬剤ともいえます。

　セレネース®注の場合，アルカリ性側ではわずか0.20 mLの1/10 N水酸化ナトリウムで白濁したので，アルカリ性で配合変化を起こしやすい薬剤とわかります。

▌実際に配合変化を予測してみよう

　では，配合変化の予測を図2と図3を用いて考えてみましょう。

　まず，図2です。注射剤Aは，試料pH 8かつpH 5以下で黄濁する薬剤です。注射剤Bは，試料pH 6かつpH 10以上で黄濁する薬剤です。このAとBを混合してもpHは6～8の範囲なので，pHによる配合変化の可能性はないと推測されます。

　それでは，図3を見てみましょう。注射剤Aは，図2と同じです。そして，注射剤Cは試料pH 3の薬剤です。AとCを混合するとpHは3～8の範囲となり，黄濁の可能性があります。しかも，注射剤Cはアルカリ側の移動指数が小さいので，注射剤AのpHは注射剤C側（酸性側）に移動する可能性が高いです。

　今度は，応用編です。図4を用いて考えましょう。注射剤①，②，③は混合順を考えることで配合変化を避けることができます。

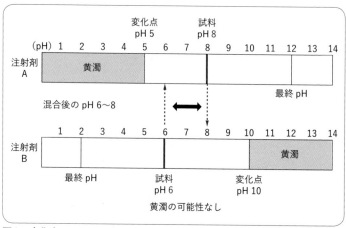

図2　変化点 pH から配合変化を予測する
〔東京都病院薬剤師会・編：目からうろこ 輸液栄養時におけるフィジカルアセスメント・配合変化・
輸液に用いる器具. 薬事日報社, p42, 2014 を参考に作成〕

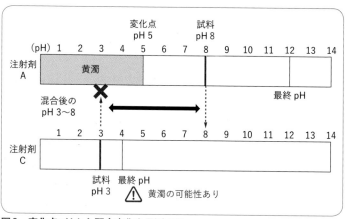

図3　変化点 pH から配合変化を予測する
〔東京都病院薬剤師会・編：目からうろこ 輸液栄養時におけるフィジカルアセスメント・配合変化・
輸液に用いる器具. 薬事日報社, p42, 2014 を参考に作成〕

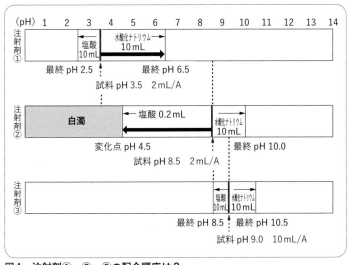

図4　注射剤①，②，③の配合順序は？

〔赤瀬朋秀，他：根拠からよくわかる 注射薬・輸液の配合変化 Ver.2：基礎から学べる，
配合変化を起こさないためのコツとポイント．p61，羊土社，2017より〕

まず，①→②→③で混合すると考えると，①と②の混合でpHは
3.5～8.5の範囲となります。見た瞬間にヤバそうです。しかも，
②の酸性側のpH移動は塩酸試液わずか0.2 mLで変化点pH 4.5に
移動する緩衝性の弱い薬剤です。この①と②の混合液は，酸性側
の①のpHに近づき，白濁の配合変化が起こると推測されます。

　一方で，②→③→①で混合すると②はpHが近く緩衝性が強い
③のpHに近づき，②と③の混合液はアルカリ側に留まる力が強
くなるので，①と混合しても配合変化のリスクは低くなります。

┃まとめ

　・pH変動試験の語句（最終pH，臨界点pH，変化点pH，移

動指数）の意味を把握する。

・pH変動スケールから配合変化を推測する。

　今回は，終始まじめなお話になりましたが，次回は"「あなたの目はあなたの体を離れ，この不思議な時間のなかに入って行きます。」From ウルトラQ ナレーション by 石坂浩二さん"を少し改変したような，軽いお話になります。

💬 今回の雑談

pHとリトマス試験紙

　さて，いつも当たり前にpHという言葉を使っていますが，意味はわかりますか？　pHは"potential of hydrogen"の略で，日本語では水素イオン指数です。

　この水素イオン指数を広辞苑で調べると，「水素イオンの濃度を表す数値。水素イオンのモル濃度の逆数の常用対数で示す。記号pH。純粋な水はpH＝7で中性，これより大きい値はアルカリ性，これより小さい数値は酸性。現在ではモル濃度の代わりに活動度を用いて定義されるが，両指数の差は普通0.1以下である」とあります。うーん，わかったようなわからないようなだなぁ。

　気を取り直して，リトマスを広辞苑で調べると「リトマスゴケその他の地衣類より採取する紫色色素。主成分はアゾリトミンという弱酸性の黒褐色粉末。塩基を加えれば青色，酸を加えれば赤色となるため，塩基性か酸性かの判定に用いる」となっています。

　リトマスは人の名前だと思っていた私には衝撃でした。なんと，苔の名前だったのです。広辞苑でもリトマスゴケについて「地衣類の一種。地衣体は樹枝状，帯黄灰緑色。地中海気候の地域に分布する。含有成分からリトマスを作る」と記載されています。リトマスゴケを発見した人はすごいなぁ。

　少し話が逸れますが，皆さんは，紫キャベツの水溶液でリトマス試験紙のような反応ができることを知っていますか。①紫キャベツを細かくきざむ，②小さい鍋に水を入れ沸騰したら，きざんだ紫キャベツを入れる，③1分ほど煮込んで，しっかり色が出たら火を止める。これで紫キャベツ水溶液を作ります。色は濃い青紫に見えます。

　調べたい水溶液を小さな皿や容器に入れ，紫キャベツ水溶液を大さじ1程度加え色の変化を観察すると，レモン汁はピンク，トマトは赤，炭酸水は紫，石鹸水は青緑に変化します。これは紫キャベツに含まれる「アントシアニン」による反応だそうで，リトマス試験紙のように酸性では赤くなり，アルカリ性では青くなるそうです。へー！

　さて，次回から配合変化をゆる〜く覚えるためのゴロ合わせが始まります。雑談もゴロ合わせネタですが，こちらは少しシビアなお話です。お楽しみに！

【文　献】
・東京都病院薬剤師会・編：目からうろこ 輸液栄養時におけるフィジカルアセスメント・配合変化・輸液に用いる器具．薬事日報社，2014
・東海林　徹，他・監：注射薬配合変化Q&A；根拠でわかる注射・輸液配合時の事

第2話　pH変動スケールの読み方

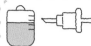

　　故防止対策 第2版. じほう, 2013
・赤瀬朋秀, 他：根拠からよくわかる 注射薬・輸液の配合変化 Ver.2；基礎から学べ
　る, 配合変化を起こさないためのコツとポイント. 羊土社, 2017
・新村　出・編：広辞苑 第七版. 岩波書店, 2018
・米村でんじろう・監：でんじろう先生の学校の理科がぐんぐんわかるおもしろ実験.
　主婦と生活社, 2015

希釈効果～ドルミカム®

配合変化を回避する「希釈効果」

前回は，pH 変動スケールから配合変化を推測する考え方をお話ししました。今回は，実践編です。

図1をみてみましょう。アミノトリパ®1号輸液（＋エレメンミック®注，オーツカMV注）の側管からドルミカム®注射液を1mL/時間で持続投与したら白濁したという事例です。アミノトリパ®1号輸液は，pH 5.59の薬剤です。そして，ドルミカム®注射液が

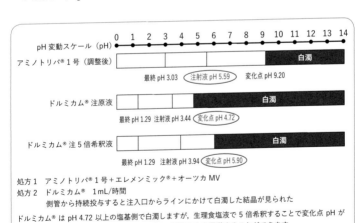

処方1　アミノトリパ®1号＋エレメンミック®＋オーツカMV
処方2　ドルミカム®　1mL/時間
　　　　側管から持続投与すると注入口からラインにかけて白濁した結晶が見られた

ドルミカム®は pH 4.72 以上の塩基側で白濁しますが，生理食塩液で 5 倍希釈することで変化点 pH が 5.9 にシフトするので，アミノトリパ®1号との配合変化を回避することができます。
ダブルルーメンを利用している場合は，処方2を処方1と切り離して持続注入することも可能です。

図1　ドルミカム®とアミノトリパ®1号の混合
〔倉本敬二，他：ドルミカム注の配合変化回避法，静脈経腸栄養，9：59-64, 2004 より〕

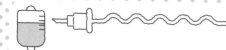

pH 4.72以上で白濁を起こす薬剤なので，混合により配合変化が起こってしまいました。そこで，ドルミカム®注射液を生理食塩液で5倍希釈すれば，ドルミカム®注射液の変化点pHが5.9になるので配合変化が回避できたという事例です。このように別々の輸液に混合することによって配合変化を回避することを希釈効果ともいいます（注意：アミノトリパ®1号輸液はすでに販売中止し経過措置を終了しています）。

　もう少しドルミカム®注射液の希釈効果を，側管投与を想定した等量混合試験（3時間まで）で詳細にみてみましょう（表1）。希釈せずに混合すると，pH 5.13のエルネオパ®1号輸液では配合変化がみられませんでしたが，他の輸液では配合変化が起こっています。一方，ドルミカム®注射液2mL（1A）を5%ブドウ糖液8mLに希釈した5倍希釈液では，エルネオパ®輸液やネオパレン®輸液では配合変化がみられませんでした。しかし，中性（pH 6.84）のビーフリード®輸液では配合変化が起こります。さらに，ドルミカム®注射液2mL（1A）を5%ブドウ糖液20mLに希釈した11倍

表1　ドルミカム®注射液を用いた配合変化試験（等量混合試験）3時間まで
・5倍希釈：1A＋5%ブドウ糖液8mL：計10mL
・11倍希釈：1A＋5%ブドウ糖液20mL：計22mL

製品名		エルネオパ®		ネオパレン®		ビーフリード®
		1号	2号	1号	2号	
製品pH		5.13	5.28	5.6	5.38	6.84
希釈方法	希釈なし	○	×	×	×	×
	5倍希釈	○	○	○	○	×
	11倍希釈	○	○	○	○	○

○：配合変化なし，×：混合直後で白色混濁
〔東京都病院薬剤師会・編：目からうろこ 輸液栄養時におけるフィジカルアセスメント・配合変化・輸液に用いる器具．薬事日報社，2014より一部改変〕

希釈液では，いずれも3時間まで配合変化がみられませんでした。

　ここでドルミカム®注射液についてまとめてみると，pH 2.8～3.8の酸性の薬剤で，pHがアルカリ側にわずかに移動するだけで白濁や沈殿が起こります。しかし，前述のように5倍希釈で変化点pHが5.9になることで中心静脈栄養（total parenteral nutrition；TPN）製剤の側管からの投与が可能になり，11倍希釈だとpHが中性の輸液でも側管投与が可能となります。

　なお，エルネオパ®，ネオパレン®，ビーフリード®ともに輸液1袋にドルミカム® 1Aの混合では，24時間で配合変化が認められませんでした。このように，投与方法によって配合変化の状況が変わることがあるので注意が必要です。

ゴロ合わせで覚えよう！

　さて，私はドルミカム®というとドリカムが思い浮かびます。ドリカムのヒット曲に「サンキュ．」という曲があります。"何も聞かないで付き合ってしまう人"，"水はったバケツを持って走ってしまう人"の歌です。そこで共通点をみつけました。

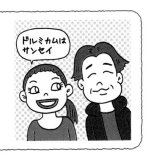

「ドリカムはサンキュ．
　ドルミカムはサンセイ．（酸性）」

ドルミカムは
サンセイ

　これで，ドルミカムは酸性と覚えましょう！

では，サンセイといえば皆さん何を思い浮かべますか？　大半の人は，「ルパン三世」を思い浮かべると思います（少数派でキングザウルス三世を思い浮かべる怪獣オタクもいらっしゃるかもしれませんが）。

> "ルパン"はサンセイ（三世）
> ビソルボン®もサンセイ（酸性）
> ニカルジピンもサンセイ（酸性）（pH 3.0〜4.5なので第1話の一覧にありませんが，配合変化が多い薬剤です。）
> 「"ルパン""ルボン""ルジピン"三世」

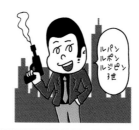

　これで，酸性注射剤3品目を覚えられましたね。

まとめ

- ・酸性薬剤のゴロ合わせ①：「ドリカムは"サンキュ."，ドルミカムは"サンセイ."」
- ・酸性薬剤のゴロ合わせ②：「"ルパン""ルボン""ルジピン"サンセイ」

💬 今回の雑談

アナフィラキシーには「オッサン筋注」

　2015年に大阪府の病院で当直を務めていた非常勤医師がアナフィラキシーの治療で適正量の2倍を超えるアドレナリンを点滴静注で投与した結果，患者さんが亡くなってしまい書類送検されたことがありました。そこで，志賀隆先生は，友人の中山祐次郎先生が作ってくれたゴロ合わせ「アナフィラキシーにはアドレナリンのオッサン筋注！」を唱えたいとのことです。

　つまり"オッサン"は"0.3mg"のゴロ合わせで，アドレナリン0.3mg筋注の意味です。用量と投与経路をばっちりカバーしているので「オッサン筋注」とだけ覚えて，緊急時の応急処置をまず実施して，その後，専門医などに応援を求めたり，対応マニュアルを読んでいただくのが良い，とのお考えです（注：0.3mgは成人量です）。

　素晴らしすぎます！　今回，私もゴロ合わせをご紹介しましたが，まったく勝てません（勝負をしているわけではないのですが）。この「オッサン筋注」を覚えていれば，あの悲劇を防げたかも知れません。やっぱり，単純明快なゴロ合わせは良いですね。ちなみに，このゴロ合わせを知った後に，本当に当直医からアナフィラキシー患者へのアドレナリン投与量の問い合わせがありました。もちろん迷わず回答できて，役に立った経験があります。

　また，志賀先生は，静注できない構造のエピペン®の院内使用の検討も示唆されています。正確な投与量を適切に投与できる物理的にインシデントをブロックする方法です。

私は，薬価や使用期限などの課題をまず解決しなくてはならないと個人的に思っています。

　そういえば，マンガ「アンサングシンデレラ」でも，スズメバチのアナフィラキシーショックでのアドレナリン0.3mg投与のシーンがありましたね。次回は，本文もコラムもアドレナリンが登場する予定です。お楽しみに。

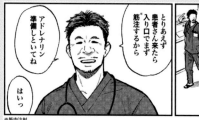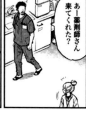

〔荒井ママレ：アンサングシンデレラ；病院薬剤師 葵みどり 1巻，
コアコミックス，2020 より〕

【文　献】

・田中　守：スズケン DI 実例集（167）注射薬の配合変化（http://medical.radio nikkei.jp/suzuken/final/100415html/index2.html）
・東京都病院薬剤師会・編：目からうろこ　輸液栄養時におけるフィジカルアセスメント・配合変化・輸液に用いる器具．薬事日報社，2014
・志賀　隆：アナフィラキシーには「オッサン筋注」か？　エピペンか？　過量なアドレナリンの投与を防ぐには．医療維新—m3.com（https://www.m3.com/news/iryoishin/668671）（2019年4月7日配信）
・荒井ママレ：アンサングシンデレラ；病院薬剤師 葵みどり 1巻．コアコミックス，2020

第4話

酸性注射剤 ～カテコラミン系薬剤

カテコラミン系薬剤の酸化的重合反応

　今回も，酸性の注射剤のお話です。酸性薬剤の一覧（**表1**）を見ると，カテコラミン系薬剤がいくつか掲載されていることがわかります（カテコールアミン系ともいいますが，演出の都合で今回はカテコラミン系で統一します）。

　カテコラミン系薬剤を具体的にピックアップすると，ノルアドレナリン®注pH 2.3〜5.0，ボスミン®注（アドレナリン）pH 2.3〜5.0，ドブトレックス®注射液（ドブタミン）pH 2.7〜3.3，イノバン®注（ドパミン）pH 3.0〜5.0，プロタノール® L注（l-イソプレナリン）pH 3.5〜5.0，ドパミンの生合成前駆物質のドパストン®静注（レボドパ）pH 2.5〜4.5となります（**図1**）。

　カテコラミン系薬剤は，pH上昇によるカテコール骨格の空気的酸化による酸化的重合反応により，メラニン類を生成して，微赤色→褐色→黒色と着色します（**図2**）。このメラニンを生成する酸化的重合反応は，pH 7〜8の間でも数時間で起こり始めます。そのため，輸液にアルカリ性の薬剤や酸化を促進する薬剤（フラビン類やアスコルビン酸などのビタミンや酸化能を有する金属イオン）が配合されている場合は混合を避けます。

　また，簡易懸濁法を行っている施設では，ネオドパストン®配

表1　主な酸性注射剤

商品名	一般名	pH
ミノマイシン点滴静注用	ミノサイクリン塩酸塩	2.0〜3.5（10 mg/mL）
ランダ注	シスプラチン	2.0〜5.5
ビソルボン注	ブロムヘキシン塩酸塩	2.2〜3.2
ノルアドレナリン注	ノルアドレナリン	2.3〜5.0
ボスミン注	アドレナリン	2.3〜5.0
エピルビシン塩酸塩注射液	エピルビシン塩酸塩	2.5〜3.5
セファランチン注	セファランチン	2.5〜3.5
ドパストン静注	レボドパ	2.5〜4.5
プリンペラン注射液	塩酸メトクロプラミド	2.5〜4.5
塩酸バンコマイシン点滴静注用	バンコマイシン塩酸塩	2.5〜4.5（5 mg/mL NS）
アトニン-O注	オキシトシン	2.5〜4.5
モルヒネ塩酸塩注射液	モルヒネ塩酸塩	2.5〜5.0
ドブトレックス注射液	ドブタミン塩酸塩	2.7〜3.3
インデラル注射液	プロプラノロール塩酸塩	2.8〜3.5
ドルミカム注射液	ミダゾラム	2.8〜3.8
ジェムザール注射用	ゲムシタビン塩酸塩	約3（16 mg/mL NS）
イノバン注	ドパミン塩酸塩	3.0〜5.0
プロタノールL注	l-イソプレナリン塩酸塩	3.5〜5.0

全部ではありません（詳細は各医薬品添付文書参照）
NS：生理食塩液

〔各医薬品添付文書より〕

合錠やマドパー®配合錠などのレボドパ含有製剤とマグミット®錠などの酸化マグネシウム製剤との混合で黒色に変化するので別々に懸濁をされていることと思います。それと同じように考えればわかりやすいかもしれません。

　余談ですが，メラニン色素といえば毛髪や瞳の色，ほくろ，お肌のシミを作る色素として有名ですが，メラニンもカテコラミンも体内ではチロシンから誘導されます。

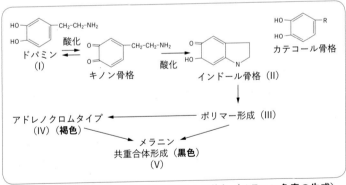

ノルアドレナリン

アドレナリン（ボスミン®）

ドブタミン（ドブトレックス®, ドブポン®）

ドパミン（イノバン®）

l-イソプレナリン（プロタノール®L）

レボドパ（ドパストン®）

図1　カテコラミン系薬剤

ドパミン
（I）

酸化

キノン骨格

酸化

インドール骨格（II）

カテコール骨格

アドレノクロムタイプ
（IV）（**褐色**）

ポリマー形成（III）

メラニン
共重合体形成（**黒色**）
（V）

図2　カテコール骨格の酸化的重合反応による着色（メラニン色素の生成）

〔Gardella LA, et al：Am J Hosp Pharm, 35：581-584, 1978 より〕

ゴロ合わせで覚えよう！

今回も覚えやすいように，ゴロ合わせを考えました。

「コーラは酸性」
コーラ…カテコラミン

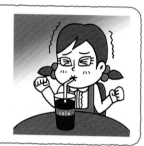

　このコーラは，カテコラミンの真ん中のコラ（コーラ）の意味です。この"コーラは酸性"でカテコラミン系薬剤が酸性だとインプットできるはずです。ちなみに，実際のコーラもpH 2〜3くらいで本当に酸性です。

　今回で酸性注射剤のお話は終わりますが，これまでにドルミカム®注射液（ミダゾラム），ビソルボン®注（ブロムヘキシン），ペルジピン®注射液（ニカルジピン），ノルアドレナリン®注，ボスミン®注（アドレナリン），ドパストン®静注（レボドパ），ドブトレックス®注射液（ドブタミン），イノバン®注（ドパミン），プロタノール® L注（l-イソプレナリン）をピックアップしました。他にも，お気づきになったかもしれませんが，第2話のpH変動スケールの事例でセレネース®注（ハロペリドール）も酸性注射剤（pH 3.5〜4.2）としてあげました。これで，酸性注射剤10品目がインプットされたと思います。あとは，例えばプリンペラン®注射液（メトクロプラミド）など，皆さんの施設で使用頻度が高い酸性注射剤を覚えるだけです。

※（　）で一般名を入れているのはジェネリックでも対応できる
ように考慮しました。

次回から，アルカリ性注射剤のお話になります。

まとめ

・カテコラミン系薬剤のゴロ合わせ：「酸性→コーラは酸性」
・コーラは酸性を加えると，酸性注射剤を10品目カバー。
・他の酸性注射剤は，自施設で汎用されている薬剤を覚える。

今回の雑談

アドレナリン？　エピネフリン？

　今回も前回に引き続き，アドレナリンの話です。1898
年に，ジョン・J・エイブル（不動産会社ではありません）
が血圧を上げる物質を発見し，ギリシャ語の「ネフ（腎臓）」
の「エピ（上）」からエピネフリンと命名しました。一方，
1901年にわが日本の高峰譲吉氏（1854〜1922年）が，副
腎の髄質から分離したホルモンを結晶化させ，「レナ（腎
臓）」の「アド（付随物）」のラテン語からアドレナリンと
命名して発表し，世界中に普及しました。
　しかし，高峰の死後にエイブルが「高峰が1899〜1900
年に自分の研究所を訪れていた」と発表したことで，高峰
に剽窃（パクリ）疑惑がかけられ，今度はエピネフリンと
よばれるようになりました。
　後に，高峰の助手の上中啓三の研究ノートが発見され，

高峰が自力でアドレナリンを発見したことが確認できたた
め，その疑いが晴れました。現代では高峰の功績と称え，
再びアドレナリンの呼称が使用されていますが，エピネフ
リンという呼称も残っています。高峰が結晶化したアドレ
ナリンが純物質でなく，アドレナリンとノルアドレナリン
が混ざっていることが後の研究でわかったため，先に発表
したエピネフリンを採用する場合もあります。

　また，高峰といえば消化酵素のタカジアスターゼの発明
が有名ですが，「やれタカジアスターゼのタカは高峰のタ
カからとったと言っている日本人がなんて多いことか」。
　「ボーっと生きてんじゃねーよ！」
　タカジアスターゼのタカは，"ギリシャ語で「優れた」
という意味の「タカ」が自分の名字と同じ音なので名付け
られたのです。

【文　献】
・東海林　徹，他・監：注射薬配合変化Q&A；根拠でわかる注射・輸液配合時の事
　故防止対策 第2版．じほう，2013
・宮川泰宏：臨床ですぐに使える薬学トリビア；アドレナリンorエピネフリンorノ
　ルアドレナリン．月刊薬事，60：1713-1715，2018
・並木昭義・監：イラストとマンガで理解！　手術室の重要薬剤；投与・観察・急
　変時のルール．メディカ出版，2007
・大石　学・監：日本の歴史別巻 人物学習辞典．学研教育出版，2013

滴定酸度
～オメプラール®，タケプロン®

緩衝性の指標「滴定酸度」

後　輩：ねぇねぇ，先輩。なんでオメプラール®注用やタケプロン®静注用は，pH 3.5〜6.5の5%ブドウ糖液との配合は大丈夫なのに，pH 4.7〜5.3のフィジオ® 35輸液では配合変化が起きるの？　フィジオ® 35輸液のpHは5%ブドウ糖液の範囲内じゃない

先　輩：それは，フィジオ® 35輸液には電解質が入っているから…

後　輩：ボーッと生きてんじゃねーよ！

　いまこそすべての医療者に問います。なぜオメプラール®注用やタケプロン®静注用はフィジオ® 35輸液と配合変化が起きるのか。配合変化の理由もわからずに，やれ，オメプラール®には生食フラッシュが必要とかタケプロン®は中心静脈栄養法（total parenteral nutrition；TPN）に混ぜられないと言っている医療者のなんて多いことか。

後　輩：それは，フィジオ® 35輸液は5%ブドウ糖液より滴定酸度が大きいから

解説者：さすが後輩，新人なのに滴定酸度なんてよく知っているね

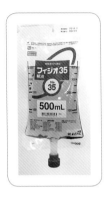

図1 フィジオ® 35輸液（500 mL）と
オメプラール®注用20（1V）の
配合変化（1時間後）

〔提供：株式会社大塚製薬工場〕

　今回は，滴定酸度のお話です。その前に，実際にオメプラール®注用とフィジオ® 35輸液を混合するとどうなるか見てみましょう（図1）。なんと，1時間くらいすると紫色になるのですね。混合直後には，配合変化が見えないので困りものです。

　まず，オメプラール®注用はpH 9.5～11.0（注射用水20 mL溶解），タケプロン®静注用はpH 10.6～11.3（生理食塩液5 mL溶解）とアルカリ性注射剤です。

　フィジオ® 35輸液などの糖加電解質輸液には，糖の着色を抑えることなどを目的にpH調整剤として酸が加えられています。この酸（滴定酸）の値を，100 mLの輸液製剤で血液のpH 7.4まで中和滴定するのに要する0.1 N（1/10 N）水酸化ナトリウムの量で表します。この値を，滴定酸度といいます。そして，この滴定酸度の値が大きいほど緩衝性が強い。要するに，相手のpHを自分のpHに近づける力が強いことになります。

　つまり，オメプラール®注用やタケプロン®静注用を滴定酸度の小さい5%ブドウ糖液に混合しても，pHはオメプラール®注用やタ

ケプロン®静注用のアルカリ性側に近づくので配合変化が起きず，フィジオ® 35輸液に混合するとpHは滴定酸度の大きいフィジオ® 35輸液の酸性側に近づくので配合変化が起きることになります。

オメプラール®注用やタケプロン®静注用
5%ブドウ糖液との混合→〇
フィジオ® 35輸液との混合→×

　よって，オメプラール®注用やタケプロン®静注用は生理食塩液や5%ブドウ糖液に溶解して単独投与，もしくは側管で投与する場合は投与前後に生理食塩液や5%ブドウ糖液でフラッシングして投与します。
　ちなみに，pH調整剤として多くの輸液に酸が加えられていますが，このような酸は添付文書に成分名の記載義務がありません。また，滴定酸度の値も添付文書に記載義務がないので厄介です。

　今回から，アルカリ性注射剤のお話になります。まず，手始めにオメプラール®注用とタケプロン®静注用を滴定酸度に絡めて某国民的番組風な形式でお話ししました。次回も，アルカリ性注射剤のお話になります。お楽しみに！

注）オメプラール®注用は販売中止となり，経過措置期間満了日が2023年3月31日です。

┃まとめ

・オメプラール®注用やタケプロン®静注用はアルカリ性注射剤。

・糖加電解質輸液は着色防止などの目的で酸が加えられ滴定酸度が大きい。
・滴定酸度が大きいと緩衝性が強く，相手のpHを自分のpHに近づける。

💬💬 今回の雑談

滴定酸度

　今回は本編が"ぶっとんでる"ので，雑談はいつもより真面目な話にしてバランスをとりたいと思います。

　維持輸液のソリタ®-T3号輸液と後発医薬品のソルデム®3A輸液は，どちらも電解質組成や糖濃度，カロリーは当然同じです。しかし，ヒドロコルチゾンコハク酸エステルNa静注用500mg「武田テバ」とビタメジン®静注用をこれらに混合すると，ソリタ®-T3号液では結晶が析出しますが，ソルデム® 3A輸液では結晶の析出は起こりません。これも，滴定酸度の違いが関係しています。

　ソリタ®-T3号輸液…pH 3.5～6.5　滴定酸度0.9mEq/L
　ソルデム® 3A輸液…pH 5.0～6.5　滴定酸度0.21mEq/L
　pHも若干違いますが，滴定酸度はソリタ®-T3号輸液がソルデム® 3A輸液より約4.3倍高くなっています。本編でもお話ししましたが，滴定酸度が高いほど緩衝性が強い。つまり，自分のpHは動かず，相手のpHを動かします。

　もう一つ滴定酸度で注意しなくてはならないことに，末梢静脈投与での静脈炎があります。「静脈経腸栄養ガイドライン」でも静脈炎の発生を抑えるため，浸透圧比3以下

でpHが中性に近く，滴定酸度ができるだけ小さい製剤の選択を推奨しています。

　そのためやはり，すべての輸液製剤の添付文書やインタビューフォームに滴定酸度の情報を掲載してほしいと思います。また，後発医薬品でも配合変化の情報は必要です。

　後発医薬品を採用している施設は増えています。今後，後発医薬品を製造している製薬企業に情報の充実を期待します。滴定酸度や配合変化の情報がわかれば，後発医薬品を採用する際により良い製品の選択が可能になります。

　さて，次回の雑談はいままでどおり，軽いお話にしたいと思います。

【文　献】

・東海林徹，他：注射薬配合変化Q&A；根拠でわかる注射・輸液配合時の事故防止対策 第2版．じほう，2013
・東京都病院薬剤師会・編：目からうろこ 輸液栄養時におけるフィジカルアセスメント・配合変化・輸液に用いる器具．薬事日報社，2014
・日本静脈経腸栄養学会・編：静脈経腸栄養ガイドライン；静脈・経腸栄養を適正に実施するためのガイドライン 第3版．照林社，2013

第5話　滴定酸度～オメプラール，タケプロン

アルカリ性注射剤
～ネオフィリン®

配合変化のいろいろな要因

前回に続いて，今回もアルカリ性注射剤のお話です。ネオフィリン®注もアルカリ性の注射剤で，配合変化が多い薬剤の一つです。また，配合変化を起こす要因がいろいろある薬剤です。

①まず，pHの要因として，ネオフィリン®注はpH 8.0～10.0のアルカリ性注射剤で，pH 7.3以下でテオフィリンの結晶が析出します。さらに，緩衝性が強いので相手の薬剤のpHを自己のpHに近づけ，酸性薬剤やアルカリ性で不安定な薬剤と配合変化を生じることがあります。

②ネオフィリン®注の主成分のアミノフィリンは，主薬のテオフィリンを溶解するためにテオフィリン2分子とエチレンジアミンの1分子からなる塩で（図1），体内ではテオフィリンとして存在する薬剤です。このエチレンジアミンが，輸液中のブドウ糖との経時的なメイラード反応により黄色～褐色変化を起こし含量も低下するので，速やかに使用しなくてはなりません。

③ネオフィリン®注は，注射用カルシウム剤との混合で沈殿を生じます。

④ネオフィリン®注は，空気中で光により経時的に褐色に着色します。

テオフィリン   エチレンジアミン

図1　アミノフィリン

ネオフィリン®注自体がテオフィリンとエチレンジアミンが合体した薬剤であり，配合変化も前述の①～④のようにさまざまな要因で起こすので，まさに配合変化の合わせ技ともいえましょう。

ゴロ合わせで覚えよう！

そこで，覚え方を考えました。

「根を刈る父さん注意」
根を…**ネオ**フィリン®
刈る…**カル**シウム
父…**糖**含有輸液
さん…**酸性**薬剤

また，ネオフィリン®注は投与の際にも注意が必要です。エチレンジアミンは，刺激性・腐食性があるため血管外漏出に注意が必要です。また，有効血中濃度が狭く，急速に静注するとショック・不整脈・過呼吸・熱感などが生じます。そこで，希釈調製の

煩雑さや希釈時の異物や微生物の混入および希釈調製ミスによる医療事故のリスクを防止するため，あらかじめ250 mLの生理食塩液に希釈したネオフィリン®注点滴用バッグ250 mgも2004年に販売が開始されました。

　ついでに他の主なアルカリ性注射剤（表1）も，一気にゴロ合わせで覚えてしまいましょう。

「焦った彼は風呂に鉄爆弾あるが，リラックスして炭酸ビア飲む」

焦った…アセタゾラミド（ダイアモックス®）

彼…カンレノ酸カリウム（ソルダクトン®）

風呂…フロセミド（ラシックス®）

鉄…含糖酸化鉄（フェジン®）

爆…バクトラミン®

弾…ダントリウム®

あるが，リ…アルカリ〈強引ですね〉

ラックス…ゾビラックス®

炭酸…炭酸水素ナトリウム（メイロン®）

ビア…アレビアチン®

　これで，前回のオメプラール®・タケプロン®，今回のネオフィリン®を含め12種類のアルカリ性注射剤を覚えることができますね。

┃ まとめ

・ネオフィリン®の配合変化のゴロ合わせ：「根を刈る父さん注意」

・主なアルカリ性薬剤のゴロ合わせ：「焦った彼は風呂に鉄爆弾あるが，リラックスして炭酸ビア飲む」

表1 主なアルカリ性注射剤 (pH 7.0以上)

商品名	一般名	pH
アレビアチン注	フェニトインナトリウム	約12
デノシン点滴静注用	ガンシクロビル	10.8～11.4
タケプロン静注用	ランソプラゾール	10.6～11.3 (Ns 5mLにて溶解時)
ゾビラックス点滴静注用	アシクロビル	約10.4 (Ns 100mLに溶解時)
ラボナール注射用	チオペンタールナトリウム	10.2～11.2 (2.5%)
オメプラゾール注用	オメプラゾール	9.5～11.0 (WS 20mLに溶解時)
バクトラミン注	トリメトプリム・ スルファメトキサゾール	9.10～9.90
10%デヒドロコール酸注	デヒドロコール酸	9～11
ダントリウム静注用	ダントロレンナトリウム 水和物	9.0～10.5 (WS 60mLに溶解時)
ソルダクトン静注用	カンレノ酸カリウム	9～10
フェジン静注	含糖酸化鉄	9.0～10.0
ダイアモックス注射用	アセタゾラミドナトリウム	9.0～10.0 (100mg/mL WS)
ラシックス注	フロセミド	8.6～9.6
プロジフ静注液	ホスフルコナゾール	8.5～9.5
5-FU注	フルオロウラシル	8.2～8.6
フォリアミン注射液	葉酸	8.0～11.0
ネオフィリン注	アミノフィリン水和物	8.0～10.0
スルバシリン静注用	アンピシリンナトリウム・ スルバクタムナトリウム	8.0～10.0 (1.5g/10mL)
ビクシリン注射用	アンピシリンナトリウム	8.0～10.0 (1.0g/10mL WS)
キロサイド注	シタラビン	8.0～9.3
メソトレキセート点滴静注液	メトトレキサート	8.0～9.0
カタクロット注射液	オザグレルナトリウム	7.7～8.7
フェノバール注射液	フェノバルビタール	7.5～9.4
ファーストシン静注用	セフォゾプラン塩酸塩	7.5～9.0 (WS・5%TZ・NS)

(次頁へ続く)

（表1の続き）

商品名	一般名	pH
注射用エラスポール	シベレスタットナトリウム水和物	7.5〜8.5 （WS 10 mLに溶解時）
プロスタルモン・F注射液	ジノプロスト	7.0〜9.5
メイロン静注	炭酸水素ナトリウム	7.0〜8.5

全部ではありません（詳細は各社添付文書参照）
WS：注射用水　NS：生理食塩液　5%TZ：5%ブドウ糖液

〔各医薬品添付文書より〕

💬 今回の雑談

チョコレートのテオブロミン

　今回の本編のネオフィリン®は，テオフィリンとエチレンジアミンを成分としています。

　さて，チョコレートの原料のカカオにはテオブロミンという成分があります。カカオの木の学名は「テオブロマ・カカオ」といい，この「テオブロマ」はギリシャ語で「神様の食べ物」という意味です。また，チョコレート独特の甘い香りはテオブロミン由来で，精神をリラックスさせ集中力や記憶力を高めるといわれることもあります。

　ところで，"チョコレートを食べ過ぎると鼻血が出る"といわれますが，チョコレートには鼻血を出す成分は含まれていません。ただし，チョコレートは糖分が高く，糖分には血管を拡げる作用があるので，鼻の粘膜に傷があると鼻血が出やすくなるという説もあります。

　話が逸れますが，マンガでエッチなことを考えると鼻血が出るシーンがありますが，これも根拠がありません。

　フランスの皇帝のナポレオンは，「三食抜いてもチョコ

レートを食べたい」という言葉を残しましたが，どちらに
してもチョコレートの食べ過ぎは肥満などの原因になる可
能性もあるので，適量を嗜むことをお勧めします。

　また，チョコレートが携帯しやすく栄養価が高いことで，
遭難の際に命を救ったことがあります。1992年オーストラ
リア人男性がヒマラヤ山中で遭難した際に，1枚のチョコ
レートで飢えをしのぎ42日後に救出されたことがありま
す。日本でも，2001年イギリス人男性が黒部渓谷で遭難
したときに，チョコレートやナッツで6日間飢えをしのい
だ例もあります。さらに，2017年に北アルプスで広島県
の高齢男性が遭難した際も，12粒のチョコレートと沢の水
で飢えをしのぎ1週間後に救助されたそうです。さらには，
2020年に群馬県みなかみ町のスキー場のコース外で遭難
した中学生がチョコレートで一晩明かし救助されたことも
記憶に新しい例です。このように，チョコレートは非常食
に向いているともいえます。

　積雪が多くなると，高速道路で自動車の立往生が起こる
ことがあります。いざというときのために，チョコレート
を携帯しても良いかもしれません。

　次回の本編は，これまで酸性とアルカリ性ときましたので中性
のお話になります。お楽しみに！

【文　献】
・東海林　徹，他：注射薬配合変化Q&A；根拠でわかる注射・輸液配合時の事故防
　止対策 第2版．じほう，2013
・東京都病院薬剤師会・編：目からうろこ輸液栄養時におけるフィジカルアセスメ

ント・配合変化・輸液に用いる器具. 薬事日報社, 2014
・エーザイ株式会社：ネオフィリン注 250 mg/ネオフィリン注 PL 250 mg/ネオフィリン
　注点滴用バッグ 250 mg, 医薬品インタビューフォーム（2020 年 11 月改訂, 第 17 版）
・春野まこと, 他：学研まんがでよくわかるシリーズ 151 チョコレートのひみつ 新版.
　学研, 2019
・日本チョコレート・ココア協会・監：学んで楽しい, つくっておいしい チョコレー
　トの大研究；おいしさのヒミツと歴史, お菓子づくり. PHP研究所, 2007
・奈良信雄・監：もっともっと!! ざんねん？　はんぱない！　からだのなかのびっく
　り事典. ポプラ社, 2019
・THE SANKEI NEWS「北ア遭難, 命つないだチョコ 12 粒 広島の男性, 1 週間後の
　生還に自戒と警鐘」（https://www.sankei.com/west/amp/171012/wst1710120022-a.
　html）, 2017 年 10 月 12 日

中性注射剤
～ソル・コーテフ®，ソル・メドロール®，プレドニン®

▌中性でも油断は禁物

　これまでは，酸性とアルカリ性の注射剤の配合変化のお話でした。実は，中性の注射剤でも油断は禁物です。そこで今回は，一部の副腎皮質ホルモンの配合変化のお話です。

　ソル・コーテフ®静注用（ヒドロコルチゾンコハク酸エステルナトリウム）とソル・メドロール®静注用（メチルプレドニゾロンコハク酸エステルナトリウム）は，ともに名称がSoluから始まる副腎皮質ホルモンで，配合変化が多い薬剤です。

　ソル・コーテフ®静注用のpHは7.0～8.0とほぼ中性ですが，pHを移動させることにより，酸性側で白沈，アルカリ性側で黄沈を生じるpH依存性の配合変化を起こすことがあります。

　ソル・メドロール®静注用も，添付の溶解用液で溶解後のpHは7.0～8.0とほぼ中性ですが，そのpHが変動することによって，酸性側，アルカリ性側でともに白沈を生じます。他剤との配合変化をpH変動スケールで予測する場合，アルカリ性側の変化点pHが11.72，酸性側の変化点pHが6.10になるため，酸性側ではわずかなpHの変動によって結晶が析出すると予測されます。特に，

酸性の輸液などと混合する場合は，注意が必要です。また，インタビューフォームには，「本剤を輸液中に混合することで，他剤との直接混合時と比較して沈殿生成が抑えられた報告がある。本剤をあらかじめ輸液に加え，別に他の注射剤を追加するか，あるいは最後に本剤単剤で投与する方法が望ましいと考えられる」と記載されています。

そして，両剤とも溶解用液を用いて用時溶解し「溶解した液を輸液と混合して使用する場合には，5%ブドウ糖注射液，生理食塩液などを使用すること」，「また，本剤を数種薬剤と混合して使用する場合には，特に注意する必要がある」とされています。

また，水溶性プレドニン®も規格pH 6.5〜7.2とほぼ中性ですが，インタビューフォームには，「安定なpH域等：6.32〜9.28〔プレドニゾロンコハク酸エステルナトリウム10mg/1mL（蒸留水）〕」と記載があり，特に酸性側で安定なpHと規格pHの幅が狭くなっています。また，アルカリ性側でも不安定なpH域があります。参考までに，pH変動スケールを図1に示します。

ソル・コーテフ®静注用，ソル・メドロール®静注用，水溶性プレドニン®のpHは中性ですが，酸性側，アルカリ性側のどっちにpHが変動しても配合変化が起こるので注意が必要な薬剤です。

ゴロ合わせで覚えよう！

今回登場した配合変化に注意する薬剤も，まとめてゴロ合わせで覚えてしまいましょう。

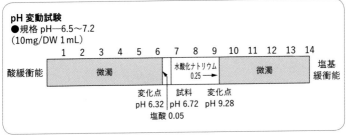

図1　水溶性プレドニン® pH変動スケール
〔石本敬三・監：注射薬調剤監査マニュアル 第4版, エルゼビアジャパン, 2012より〕

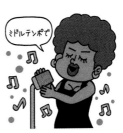

「ソウルはミドルでプレイ」

ソウル…ソル・コーテフ, ソル・メドロール

ミドル…中性

プレイ…水溶性プレドニン

第7話　中性薬剤～ソル・コーテフ, ソル・メドロール, プレドニン

まとめ

　・配合変化に注意する主な副腎皮質ホルモンのゴロ合わせ：
　「ソウルはミドルでプレイ」

　また, これまで酸性・アルカリ性そして中性のpH移動に伴う
配合変化についてお話したところで, 配合変化を避けられる場合
を以下にまとめます。

　・pHの近い薬剤から混合する（第2話参照）

・混合直後に配合変化を起こす薬剤は，前後フラッシュもしくは単独ルートで投与する
・経時的に配合変化が起こる場合は，配合変化が起こる前に投与を終了する
・別々の輸液に溶解してから混合することで配合変化を避けられる場合もある「希釈効果」（第3話参照）

💬 今回の雑談

温泉は酸性？　アルカリ性？

　今回は，酸性でもアルカリ性でも配合変化を起こしやすい，副腎皮質ステロイドのお話をしました。皆さんは，温泉に行くときに，泉質が酸性かアルカリ性か気になりますか？　温泉でも酸性の湯とアルカリ性の湯で，つかり具合が変わるともいわれています。

　まず，酸性の湯は，殺菌作用があり，肌が清潔になり，小さな傷の治りも良くなるともいわれています。一方，アルカリ性の湯は，石鹸のように油汚れを細かくして落としやすくする性質があり，皮膚の表面の垢（汗や脂などの汚れ）がほんの少し溶けて肌がツルツルします。そのため，アルカリ性の温泉は「美人の湯」とよばれることがあります。

　実は，温泉で肌がツルツルになるのは，肌の表面が溶けていたからなのです。ちなみに，pHが高いアルカリ性の温泉は実は関東にもあります。一つは埼玉県比企郡ときがわ町の温泉で，もう一つは神奈川県厚木市の温泉で，ともにpH 11.3です。比較的東京から近い場所に高いアルカリ

性の温泉があるとは意外ですね。温泉を探す際や温泉に行った際に，pHや成分を確認してみるのも良いかもしれませんね。

　さて，次回の本編は今回のまとめを少しひっくり返します。お楽しみに！

【文　献】
・ファイザー株式会社：ソル・コーテフ静注用，インタビューフォーム（2020年3月改訂，第13版）
・ファイザー株式会社：ソル・メドロール静注用，インタビューフォーム（2020年3月改訂，第16版）
・石本敬三・監：注射薬調剤監査マニュアル 第4版. エルゼビアジャパン，2012
・東京都病院薬剤師会・編：目からうろこ 輸液栄養時におけるフィジカルアセスメント・配合変化・輸液に用いる器具. 薬事日報社，2014
・左巻健男・監：世界一トホホな科学事典. 西東社，2019
・都幾川温泉・旅館とき川ホームページ（http://www.tokigawa.net/）
・あつぎ飯山温泉・元湯旅館ホームページ（http://www.motoyu.co.jp/）

第7話　中性薬剤〜ソル・コーテフ，ソル・メドロール，プレドニン

希釈に注意
～ホリゾン®, フェノバール®,
アレビアチン®

▌希釈で配合変化を起こす場合もある

　前回のまとめで，別々の輸液に溶解してから混合することで配合変化を避けられる「希釈効果」についてお話ししました。しかし，いきなり今回は「希釈すると配合変化を起こす場合もある」とまったく逆のお話です。つまり，希釈し過ぎることが好ましくない注射剤があります。

　そうした薬剤の主なものとして，ホリゾン®注射液・セルシン®注射液（ジアゼパム），フェノバール®注射液（フェノバルビタール），アレビアチン®注（フェニトイン）などがあげられます。これらは水に難溶性の薬剤を，非水溶性の溶剤で可溶化している製剤です。このような製剤に水が加わることにより，主薬の溶解性が減少して結晶が析出する場合があります。では，各薬剤を確認してみましょう。

1. ホリゾン®注射液・セルシン®注射液

　ジアゼパムが水にほとんど溶けないため，50%以上が有機溶剤となっています。よって，水分が多くなると結晶が析出するので

単独投与が原則です。添付文書上は，「他の注射剤と混合又は希釈して使用しないこと」とされています。

2. フェノバール®注射液

　フェノバール®注射液の用法は，皮下または筋肉内注射です。これは，フェノバルビタールが水に極めて溶けにくいので，有機溶媒を用いて注射可能な製剤としているためです。添付文書でも「水によって主薬を析出するので，静脈内注射及び他の注射剤との混合はしないこと」と記載されています。また，重要な基本的注意の項目には「有機溶媒を用いた製剤である。注射局所に壊死を起こすことがあるので，内服不可能な患者の場合，又は緊急に必要とする場合以外は使用しない」と記載されています。

3. アレビアチン®注

　アレビアチン®注は，pH 12と強アルカリ性です。生理食塩液に対する浸透圧比も約29です。これはフェニトインが水にほとんど溶けない弱酸性の薬物なので，プロピレングリコールやエタノールの他に水酸化ナトリウムなども加えて可溶化されているためです。

　アレビアチン®注は，1アンプルを50 mLの生理食塩液に希釈しフィルターを用いて5分以上かけて投与するといわれています。また，5%ブドウ糖液100 mLに溶解すると経時的に結晶が析出するといわれています。なお，インタビューフォームには「本剤は強アルカリ性であるので他剤とは配合できない。またpHが低下するとフェニトインの結晶を析出する」と記載されています。

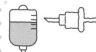

ゴロ合わせで覚えよう！

そこで，これらのゴロ合わせでの覚え方も考えました。

> 「ポリフェノールあれは水分少な目」
> ポリ…ホリゾン®
> フェノ…フェノバール®
> あれは…アレビアチン®

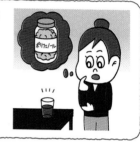

です。

追加情報として，日本小児科学会と日本小児神経学会の要望により，静脈注射用フェノバルビタール製剤としてノーベルバール®静注用が2008年に発売されました。ノーベルバール®静注用は，フェノバルビタールナトリウムを凍結乾燥させた製剤で，添加剤を含んでいません。そして，新生児けいれん，てんかん重積状態の適応を取得しています。また，アレビアチン®注の注射部位の疼痛，発赤，腫脹などの炎症や血管外漏出による組織壊死を回避する目的で，フェニトインのプロドラッグであるホストイン®静注（ホスフェニトイン）が開発されました。ホストイン®静注はpH 8.5～9.1で浸透圧比約1.9です。

まとめ

・水に難溶性の薬剤を非水溶性の溶剤で可溶化している製剤は水が加わることにより，主薬の溶解性が減少して結晶が析出

する場合がある。

・希釈すると配合変化を起こす薬剤のゴロ合わせ：「ポリフェノールあれは水分少な目」

💬 今回の雑談

ポリフェノール

　今回，ポリフェノールという言葉が出ました。ポリフェノールとは，2つ以上（ポリ）のOH（水酸基）がついたフェノール環構造をもつ化合物の総称です。植物の色素や苦味，渋みの成分で，ほとんどの植物に存在します。

　緑茶などに含まれるカテキン，大豆などに含まれるイソフラボン，ソバなどに含まれるルチン，玉ねぎの薄皮などに含まれるケセルチン，そして第2話の雑談に登場した赤ワインなどに含まれるアントシアニンもポリフェノールなので，数多くの種類があります（他にもあります）。

　ちなみに，ポリフェノールというと赤ワインを思い浮かべる人も多いと思いますが，なぜ白ワインでなく，赤ワインなのでしょうか？　赤ワインはポリフェノールを豊富に含むブドウの果皮を使用するので，ポリフェノールが多く含まれるのです。

　また，ポリフェノールには抗酸化作用があるといわれていますが，抗酸化作用のピークは2〜3時間といわれています。そのため，夕食時に赤ワインをがぶ飲みするよりも，植物性食品を中心にバランスの良い食生活をすることにより，さまざまな食品に含まれているポリフェノールをしっ

かりこまめに摂取するほうが効率的という説もあります。

　ちなみに，切ったリンゴを放置すると，切り口が黄色くなります。これはリンゴのポリフェノールが酵素の働きで空気中の酸素と反応を起こすためです。

　忘れてはいけないのが，カカオポリフェノールです。第6話の雑談でお話ししたチョコレートにも含まれていて，ポリフェノール入りをアピールしている商品もあります。

　ところで，チョコレートとガムを一緒に口に入れるとガムが少しずつ溶けてしまうことをご存じでしょうか？　ガムは唾液や水で溶けないように，植物などが原料の樹脂で作られています。その樹脂は油に溶ける性質があるので，油が含まれるチョコレートによって溶けてしまうのです。まるで今回の水に難溶性の薬物を非水溶性の溶剤で可溶化するのと同じような感じです。このチョコレートとガムの反応も配合変化の一つといえるかも知れませんね。

　さて，次回の本編は学校で習った化学のお話です。お楽しみに！

【文　献】

・東海林　徹，他：注射薬配合変化Q&A；根拠でわかる注射・輸液配合時の事故防止対策 第2版．じほう，2013
・第一三共株式会社：フェノバール注射液，添付文書（2022年3月改訂，第21版）
・ノーベルファーマ株式会社：ノーベルバール®静注用，インタビューフォーム（2022年1月改訂，第10版）
・北村正樹：日本初の静注用フェノバルビタール製剤が登場．日経メディカル，2008年1月27日（https://medical.nikkeibp.co.jp/leaf/all/series/drug/update/200811/508658.html）
・千堂年昭・代編：月刊薬事2019年10月臨時増刊号 病棟・カンファレンスでそのまま使える想定問題集151．じほう，2019

・中嶋洋子・監：これは効く！　食べて治す 最新栄養成分事典．主婦の友社，2017
・中村丁次：見てわかる！　栄養の図解事典．PHP研究所，2008
・牧野直子・監：世界一やさしい栄養素図鑑．新星出版社，2017
・藤子プロ・監：ドラえもん科学ワールド special 食べ物とお菓子の世界．小学館，2017
・左巻健男・監：世界一トホホな科学事典．西東社，2019

第8話　希釈に注意～ホリゾン，フェノバール，アレビアチン

イオンによる沈殿反応
～カルシウム製剤と
ビーフリード®輸液

リン酸イオンによる沈殿

　今回は，学生時代の化学の復習です。「イヤだっ」て読み飛ばさないでくださいね。カルチコール®注射液（カルシウムイオン）や静注用マグネゾール®（マグネシウムイオン）は，リン酸イオンや炭酸イオンと反応し，リン酸カルシウム，炭酸カルシウム，リン酸マグネシウム，炭酸マグネシウムを生成します（図1）。このうち，特にリン酸カルシウムは，処方頻度も多く水に溶けにくいため析出事例が多く報告されています。

　ここでも，前回までお話ししたpHが関係してきます。図2に示すように，pHが酸性側ではリン酸二水素イオンが多く存在しま

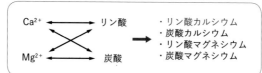

図1　カルシウム・マグネシウムとリン酸・炭酸の反応
〔東京都病院薬剤師会・編：目からうろこ 輸液栄養時における
フィジカルアセスメント・配合変化・輸液に用いる器具.
薬事日報社，2014より一部改変〕

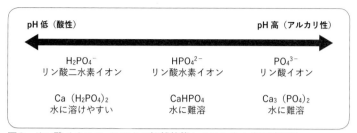

図2　リン酸イオンのpHによる解離状態とカルシウム塩の溶解性

すが，アルカリ側に傾くに従ってリン酸水素イオン，リン酸イオンが多く存在するようになります。そして，カルシウムイオンによるカルシウム塩は，リン酸二水素イオンでは水に溶けやすい塩ですが，リン酸水素イオンやリン酸イオンでは水に難溶な塩となります。よって，pHがアルカリ性側に傾くとリン酸カルシウムが析出しやすくなります。

　では，実際の輸液でみてみます。中心静脈栄養（total parenteral nutrition；TPN）製剤の多くはpH 5.0～5.5くらいで，リン酸イオンは水に溶けやすい塩を形成するリン酸二水素イオンが大部分を占めます。しかし，ビーフリード®輸液などの糖・電解質加アミノ酸輸液の多くはpHが6.5～7くらいとなり，水に溶けにくい塩を形成するリン酸水素イオンの割合が増えてきます。よって，TPN製剤よりもビーフリード®輸液などの糖・電解質加アミノ酸輸液でリン酸カルシウムの析出事例が多く報告されています。実際に，今回の雑談でも紹介しているような重大なインシデント事例も報告されています（詳細は今回の雑談をご参照ください。ただし雑談レベルの内容ではないですよ）。また，ビーフリード®輸液とカルシウム製剤の配合変化についても**表1**に示しています。

表1　ビーフリード®輸液500mLとカルシウム製剤の配合変化

	配合量	直　後	6時間	24時間
大塚塩カル注2%	1A (20mL)	―	白濁	
カルチコール注射液 8.5% 10mL	2A (20mL)	―	―	―
	3A (30mL)	―	白濁	
塩化Ca補正液 1mEq/mL	1A (20mL)	白濁		

〔株式会社大塚製薬工場：ビーフリード輸液 配合変化表
（https://www.otsukakj.jp/med_nutrition/haigou/bfluid.php）より〕

ゴロ合わせで覚えよう！

　このビーフリード®輸液とカルシウム製剤によるインシデントを防ぐためにも，ゴロ合わせを考えました。

「カルビーポテンと沈殿する」（カルビーのポテトチップス）
カル…カルシウム
ビー…ビーフリード®
ポテンと沈殿する

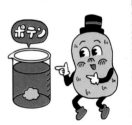

　リン酸カルシウムが析出する要因は，輸液中のカルシウムやリン酸の濃度の上昇はもちろんですが，pHの上昇も考慮しなくてはなりません。よって，ビーフリード®輸液にアルカリ性で緩衝性が強い5-FU®注を混合してもリン酸カルシウムを析出します。

まとめ

- イオン反応による配合変化は，リン酸カルシウムの析出が多く報告されている。
- リン酸カルシウムは，濃度の上昇とpHの上昇が析出の要因となる。
- ビーフリード®輸液など糖・電解質加アミノ酸輸液では，リン酸カルシウムの析出に注意が必要。
- ビーフリード®とカルシウムの配合変化のゴロ合わせ：「カルビーのポテンと沈殿する」

今回の雑談

ビーフリード®輸液500mL＋塩化Ca補正液のアクシデント事例

今回の本編でビーフリード®輸液とカルシウム製剤の配合変化のお話をしましたので，少しゾッとする実例をご紹介します。

当日，医師からの指示を受けた看護師は20時ころ，ナースセンターでビーフリード輸液500mLに塩化Ca補正液1mEq/mL 1アンプルを混注し，患者用の点滴スタンドに掛けた。この時には白濁に気付かなかった。

翌日0時ころ，別の看護師が用意されたビーフリード輸液を滴下しようとした際，点滴筒内に薄い白濁があることに気付き，バッグ内を見たところバッグ内にも白濁があることを認めた。病棟内にいた看護補助者に混濁を確認して

第9話　イオンによる沈殿反応〜カルシウム製剤とビーフリード輸液

もらい，異常な状態と感じた看護師は，別のビーフリード輸液500mLに塩化Ca補正液1mEq/mL 1アンプルを混注したところ同様に白濁が生じた。この時看護師は点滴を実行するか迷ったが，薬剤師の鑑査を受けて用意されたものであることから，両剤の混合では白濁が生じるもので，白濁があっても使用して良いものと判断し，新しい輸液セットに交換した後，48mL/時の速度で点滴を開始した。この時，他の看護師は休憩中であり，当直医にも相談しなかった。4時50分の患者の体温は37.0℃，脈拍80/分と安定していた。7時30分，当日の10時までに点滴を終了させるために点滴速度を65mL/時に速めた。8時10分，患者は看護師に「おはようございます」と挨拶し，呼吸状態を含めて体調に異常は見られなかった。

　9時30分，日勤の看護師が見回ったときに心肺停止状態になっているところを発見した。モニターは装着していなかった。直ちに心臓マッサージ，気管内挿管後アンビュバッグによる人工呼吸，強心剤の注射など蘇生術を行ったが回復せず，死亡を確認した。この時，中心静脈カテーテルは閉塞しており，他の静脈から強心剤を注射した。遺族に点滴が白濁していたことなどを説明し病理解剖を勧めたが，長い療養をさせてもらったことに感謝され，解剖は断られた。今回，白濁を起こした物質による肺塞栓症を発症した可能性が考えられるが，患者は胆嚢炎，腎盂炎の炎症性疾患のほか，心不全や麻痺性イレウスも合併しており，心肺停止で発見される1時間20分前には元気で挨拶できていたことから，肺塞栓症のみが直接死因となったかどうかは

不明と考えられた。

　　日本医療機能評価機構医療事故情報収集等事業の原文を
そのまま掲載しました。筆者が下線を引いた"薬剤師の鑑
査を受けて用意されたもの"なので，白濁があっても使用
しても良いと判断したという箇所に薬剤師の仕事の重みを
感じます。

　さて次回の雑談は，今回本編に登場したカルビーのポテトチッ
プスのお話です。お楽しみに！

【文　献】

・東京都病院薬剤師会・編：目からうろこ 輸液栄養時におけるフィジカルアセスメ
　ント・配合変化・輸液に用いる器具．薬事日報社，2014
・東海林　徹，他・監：注射薬配合変化Q&A 第2版 根拠でわかる注射・輸液配合時
　の事故防止対策．じほう，2013
・日本医療機能評価機構：医療事故情報収集等事業（http://www.med-safe.jp/mpreport/
　view/A651CB0E6638DA141）

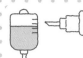

カルシウム含有輸液

引き続きカルシウムのお話

今回は，前回に続きカルシウムつながりのお話です。ロセフィン®静注用（セフトリアキソン）の添付文書の重要な基本的注意に以下の記載があります。

「本剤を投与する場合は，カルシウムを含有する注射剤又は輸液と同時に投与しないこと。国外において，新生児に本剤とカルシウムを含有する注射剤又は輸液を同一経路から同時に投与した場合に，肺，腎臓等に生じたセフトリアキソンを成分とする結晶により，死亡に至った症例が報告されている」。

また，適用上の注意にも以下の記載があります。

「カルシウムを含有する注射剤又は輸液との配合により混濁等の変化が認められたとの報告があるので，配合しないこと」。

ゴロ合わせで覚えよう！

これも処方頻度が高い例なので，ゴロ合わせでの覚え方を考えました。

"カルロス・サンタナ"という世界的に有名なギタリストがいます。自身の名前を冠にした"サンタナ"というバンドを率い，1969年にいまや伝説となった"ウッドストック・フェスティバル"に参加し，1970年代は「ブラック・マジック・ウーマン」，「哀愁の

ヨーロッパ」，1980年代は「ホールド・オン」，1999〜2000年にかけては「スムース」などのヒット曲があります。グラミー賞で10個の部門賞を受賞し，1998年にはロックの殿堂入りもしました。ちなみに「スムース」は野口五郎さんが「愛がメラメラ〜 SMOOTH 〜」というタイトルでカバーしました。

　その"カルロス・サンタナ"をもじった配合変化のゴロ合わせを考えました。

「**カルロセ・ヒサンダナ**」
カル…**カル**シウム
ロセ…**ロセ**フィン®
ヒサンダナ…悲惨だな

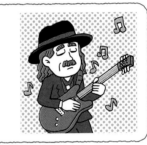

　ミュージシャンのカルロス・サンタナに馴染みがないようでしたら，日米野球で2度来日しているメジャーリーガーのカルロス・サンタナを思い浮かべても良いです。もしくは，キャプテン翼に登場するブラジル人選手のカルロス・サンターナで覚えても良いです（私はカルロス・サンターナを知りませんが，サッカーサイボーグとよばれているので，巨人の星に登場した中日の助っ人外国人選手で野球ロボットとよばれたアームストロング・オズマのようなキャラなのでしょうか。オズマのほうが認知度は低いですかね）。

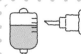

図1　オザグレルナトリウムとカルシウムの配合変化のメカニズム

〔丸石製薬株式会社：カタクロット注射液20mg・40mg，インタビューフォーム
（2019年8月作成，第3版）より〕

その他のカルシウム含有輸液と配合変化がある薬剤

　他にもカルシウム含有輸液と配合変化がある薬剤として，カタクロット®（オザグレルナトリウム）もあります。オザグレルナトリウムのナトリウムイオンがカルシウムイオンと塩交換を起こし，新たにできたカルシウム塩の溶解性が低いため白濁します（図1）。そのため，インタビューフォームに，「本剤はカルシウムを含む輸液・薬剤と高濃度で配合すると，カルシウムと難溶性の塩を生成し析出することがあるので，カルシウムを含む輸液（リンゲル液等）を希釈に用いるときは，本剤80mgあたり300mL以上の輸液で使用すること」と記載があります。

　あれ，今回は本編が雑談状態になってしまいましたが，前回は雑談がないような感じでしたのでたまには良いでしょう。

まとめ

- ・海外でロセフィン®とカルシウム含有注射剤の配合による新生児の死亡例あり。
- ・ロセフィン®とカルシウムの配合変化のゴロ合わせ：「カルロセ・ヒサンダナ」

🗨️ 今回の雑談

カルビーのポテトチップス

　前回の本編で，カルシウムとビーフリード®輸液の配合変化の覚え方として登場した，「カルビーのポテトチップス」のお話です。

　カルビーは，1967年ニューヨークで開催された国際菓子博覧会で「かっぱえびせん」が好評だったので，アメリカ進出を開始しますが，エビの香りや味になじみがないため苦戦しました。一方，アメリカではポテトチップスが大量に売られているのをみました。そこで，創業者の松尾孝氏は小麦粉原料の「かっぱえびせん」の次はジャガイモ原料のスナックと考え，翌1968年に北海道千歳市に工場用地を購入します。

　そして1971年，手始めにジャガイモ関連商品として仮面ライダースナックを発売します（第1話に続き仮面ライダー登場）。仮面ライダースナックは，仮面ライダーカード目当ての子どもたちに爆発的に売れましたが，カードだけ貰いスナックを捨ててしまう，いまでいう食品ロスと同じような問題が起こりました（比較的大食いの私はしっかりスナックを食べましたよ）。続いて，1972年に「サッポロポテト」，その2年後に「サッポロポテトバーベQあじ」，1975年に「カルビーポテトチップス」を発売し現在に至っています。

　ちなみに，カルビーの名称は，カルビ焼肉由来ではありません。「松尾糧食工業」が栄養を考えカルシウムとビタミンB$_1$を組み合わせた造語で"カルビー"と名付けまし

た。なんと第9話のカルシウムとビーフリード®で沈殿が起こるので，「カルビーのポテンと沈殿する」と同じ発想でした。

　ところでスナック菓子を食べ過ぎると，骨が弱くなるといわれていることをご存じでしょうか？　骨の主な成分は，リン酸カルシウムです。そして，スナック菓子にはリン酸が多く含まれています。そのリン酸を取りすぎると，栄養として吸収される前に小腸でカルシウムと結合し体内に吸収されずに排泄されてしまい，この状態が続くと骨を形成するリン酸カルシウムが減ってしまい，骨が弱くなるといわれています。なんと，前回本編のリン酸カルシウムによる配合変化と同じような状況が小腸で起こっていたのです。

　さて，次回の雑談にも，ビタミンB$_1$が登場します。お楽しみに！

【文　献】

・太陽ファルマ株式会社：ロセフィン静注用，添付文書（2020年12月改訂，第26版）
・丸石製薬株式会社：カタクロット注射液20mg・40mg，インタビューフォーム（2019年8月作成，第3版）
・こどもくらぶ・編：見学！　日本の大企業 カルビー．ほるぷ出版，2015
・奈良信雄・監：もっと！！　ざんねん？　はんぱない！　からだのなかのびっくり事典．ポプラ社，2019

生食溶解に注意
～ファンギゾン®,
アムビゾーム®

■生理食塩液でミセル崩壊，リポソームの分散性低下

　今回はまず，ファンギゾン®注射用（アムホテリシンB）のお話をします。アムホテリシンBは水に難溶な物質なので，界面活性剤でミセルを形成し可溶化しています。そのため，ファンギゾン®注射用を生理食塩液などの電解質を含む輸液で溶解すると，ミセル形成が維持できなくなり沈殿が生じます。よって，ファンギゾン®注射用は注射用水か5％ブドウ糖液で溶解します。添付文書にも「溶解剤として，生理食塩液等の電解質溶液を使用しないこと（沈殿が生じる）。また，糖尿病患者でブドウ糖液が使用できない場合は，キシリトール輸液等の非電解質溶液の使用を考慮すること。」と記載されています。

　また，アムビゾーム®点滴静注用はアムホテリシンBをリポソームの脂質二分子膜中に封入することにより，アムホテリシンBの真菌およびリーシュマニア原虫に対する作用を維持しながら生体細胞に対する傷害性を低下し，かつ副作用で問題となる腎臓への分布量を低減した薬剤として2006年に発売されました。アムビゾーム®という名称も<u>アム</u>ホテリシン<u>B</u>＋リポ<u>ソーム</u>から命名され

ています（ときどきアンビゾームと言い間違う人に遭遇しますが，命名の由来がわかるとアムビゾームと言えるようになります）。

このアムビゾーム®点滴静注用は，溶解には注射用水のみを使用し，希釈には5％ブドウ糖液を使用することとされています。これは生理食塩液などの電解質溶液と配合すると薬液に濁りが生じてリポソームの分散性が低下すること，また5％ブドウ糖液で溶解すると調製された薬液が高張となることから注射用水で溶解します。

また，添付文書に「他の薬物とは混合しないこと。また，既に留置されている静注ラインは5％ブドウ糖注射液であらかじめ置き換えること。これができない場合には，別のラインを使って投与すること。」と記載されています。

このように，同じアムホテリシンB製剤でもファンギゾン®注射用とアムビゾーム®点滴静注用ではそれぞれ理由が異なりますが，両剤とも生理食塩液では溶解できない薬剤で注意が必要です。

ゴロ合わせで覚えよう！

そこで，またゴロ合わせを考えました。

「火照り（ほてり）には塩水だめよ」
火照り…アムホテリシンB
塩水…生理食塩液

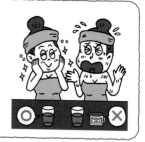

　また，ファンギゾン®注射用とアムビゾーム®点滴静注用は，一般的に使用される0.2μmのフィルターでは目詰まりを起こすので使用をしないこととなっています。ファンギゾン®注射用は，「1.0μm以上の孔径のものを使用すること」とされていますし，アムビゾーム®点滴静注用は，「本剤の点滴投与時にインラインフィルターを使用しないこと（目詰まりを生じることがある）」と添付文書に記載されています。

　詳細は割愛していますがこれら以外にも，両剤とも調製や投与に注意が必要な薬剤です。添付文書をぜひともご確認するようお願いいたします。

　余談になりますが，熱中症などの火照りには真水より電解質を含む補水液のほうが有効といわれていますので，お間違いならないようお願いいたします。

まとめ

・ファンギゾン®やアムビゾーム®は生理食塩液での溶解を避ける。
・アムビゾーム®＝アムホテリシンB＋リポソーム
・アムホテリシンBと生理食塩液の配合変化のゴロ合わせ：「火照りには塩水だめよ」

今回の雑談

森鷗外の医療過誤？

　小説「舞姫」などの代表作で文豪として知られる森鷗外は，わずか12歳で現在の東京大学医学部にあたる東京医

学校予科に入学し，19歳で卒業し陸軍の軍医となった超エリートです。しかも軍医に誇りをもち，散歩をするときも軍服に着替えるほどであったとのことです。

明治時代の当時，脚気がとても多く死に至ることがありました。それは富国強兵政策が進められるなかで兵士の30%にも及び，その原因を探すことが課題でした。海軍軍医の高木兼寛は，疫学研究が盛んなイギリスに留学していたので，疫学的見地から日本人が白米ばかり食べてタンパク質が少ないことに着目し「栄養障害説」を唱えました。高木は，パンと肉のような洋食を取り入れるべきと主張し，ソバや麦を奨励し，みそ汁に糠（ぬか）を加える「糠療法」を行い，海軍兵士に麦飯を支給しました。

一方，陸軍軍医の森鴎外は，ドイツに留学し細菌学者のコッホからも学んでいたので，脚気は細菌が原因の「伝染病説」との見地に立ちました。ドイツ留学中の鴎外は最先端の論文をあさり「脚気は食料摂取と関係ない」と言い切ってしまい，陸軍兵士に麦飯を禁止する通達まで出しました。

結果，日露戦争で，ビタミンB_1を麦飯で摂取していた海軍の脚気患者は100人に満たなかったのに対し，陸軍は約25万人の脚気患者を出し，約3万人近い兵士を病死させてしまい。当時，脚気の原因がわからなかったことから，これを医療過誤とまではいえないかも知れませんが，鴎外は大失敗した感じはあります。

のちに，鈴木梅太郎が脚気を防止する有効な成分が米糠に含まれていることから，ビタミンB_1を発見し脚気の原因がわかりました。高木兼寛が日本人のタンパク質摂取が少

ないことに着目し脚気を防いだことは結果オーライの感じはありますが，栄養に着目したことは正しかったといえると思います。

　ちなみに，猫にイカを食べさせると，イカのチアミナーゼが猫の体内のチアミンを壊し，うまく動けなくなったり，過剰によだれが出たり，目がキョロキョロ動いたり，食欲が落ちたり，けいれんしたりすることがあります。

　やはり，いまも昔も人間や動物にとって栄養は大事だといえます。

　今回は，ビタミンB$_1$のお話でした。次回の雑談は，食品添加物が登場します。お楽しみに！

【文　献】

・東海林　徹，他・監：第2版注射薬配合変化Q&A―根拠でわかる注射・輸液配合時の事故防止対策．じほう，2013
・大日本住友製薬株式会社：アムビゾーム点滴静注用，インタビューフォーム（2018年9月改訂，第10版）
・面白雑学倶楽部：時間を忘れるほど面白いオトナの雑学．三笠書房，2018
・真山知幸：ざんねんな歴史人物 それでも名を残す人々．学研プラス，2018
・朝日新聞デジタル「（ののちゃんのDO科学）ネコにイカを食べさせちゃだめ？」，2020年5月2日

第11話　生食溶解に注意〜ファンギゾン，アムビゾーム

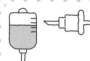

第12話

注射用水で溶解 ～ハンプ®，他

▌生理食塩液で塩析

　今回は，ハンプ®注射用（カルペリチド）のお話です。ハンプ®注射用は，注射用水5mLに溶解し，必要に応じて生理食塩液または5%ブドウ糖液で希釈するとされています。これは，カルペリチドが28個のアミノ酸からなるペプチドなので，生理食塩液で直接溶解すると塩析（大量の電解質によるタンパク質やペプチドの沈殿）を起こすからです。

　また，希釈液としてブドウ糖液，生理食塩液，乳酸リンゲル液を用いる場合は，混合24時間までは配合変化を起こさないことが確認されていますが，5%ブドウ糖加乳酸リンゲル液を用いると含量が低下するという報告があります。

ゴロ合わせで覚えよう！

　さて，私はハンプ®というとダパンプを思い浮かべます。そこで，ハンプ®は注射用水で溶解することのゴロ合わせを考えました。

「ダパンプは ISSA，ハンプ® は Wasser（ワッサー）」

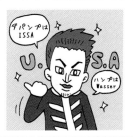

ワッサーは水のドイツ語で，医療用語でも注射用水として使われていました。また，以前ワッサーという商品名の注射用水もありました。

余談ですが，ISSA さんは本名（邊土名一茶）の由来です。ハンプ® も α-Human（ヒト）Atrial（心房）Natriuretic（ナトリウム利尿）Peptide（ペプチド）＝ヒト心房性ナトリウム利尿ポリペプチドそのままの頭文字由来です。この由来のP（ペプチド）を覚えておけば，塩析の理論もわかりやすいですね。

さらに，カルペリチドの構造中のS-S結合（ジスルフィド結合）が，亜硫酸塩（アミノ酸製剤やカテコラミン製剤などに添加されている）により開裂し，含量が低下します。添付文書でも「他の注射剤と混合せず用いることが望ましい。アミノ酸輸液，亜硫酸塩（亜硫酸水素ナトリウムなど）を含有する製剤，ヘパリンナトリウム製剤などと混合すると24時間までに外観変化・含量低下が認められるため，これらの製剤と混合せず別の静脈ラインから投与すること」と記載されています。

さて，2話続けてアムビゾーム® やハンプ® を注射用水で溶解するお話をしましたので，他の主な注射用水で溶解する薬剤のゴロ

合わせも考えました。

「真っ黒い弾丸，水中から延々トロいブレーキをオンで便利にくるりとバックしてV」

真っ黒…マクロライド系抗菌薬（エリスロシン®，ジスロマック®）

弾…ダントリウム®

丸…ガンシクロビル（デノシン®）

水中…注水（注射用水）の業界用語〈死語〉

延々…エンタイビオ®，エンブレル®

トロ…シベクトロ®

ブレーキ…ジプレキサ®

オンで…オンデキサ®

便利…ベンリスタ®

くるり…ベクルリー®

バック…ベナンバックス®

V…ブイフェンド®

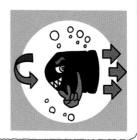

　このゴロ合わせを覚えた後にも，注射用水で溶解する薬剤が増える可能があります。また今回の覚え方は，抗がん薬，添付溶解液がある薬剤，適応が同一のシリンジ製剤がある薬剤なども省いています。表1もすべての薬剤ではありませんので，ご注意ください。

　さらには，先発医薬品にある添付溶解液が，後発医薬品では添付されていない場合もありますので注意が必要です。

　ハンプ®は，亜硫酸塩で配合変化が起こります。次回も亜硫酸塩での配合変化のお話が続きます。

表1　主な注射用水で溶解する薬剤（詳細は添付文書参照）

<すべてではありません>

販売名	一般名
注射用アイオナール・ナトリウム	セコバルビタールナトリウム
アムビゾーム点滴静注用	アムホテリシンB
イズカーゴ点滴静注用	パビナフスプ　アルファ
エリスロシン点滴静注用	エリスロマイシンラクトビオン酸塩
エンタイビオ点滴静注用	ベドリズマブ
エンブレル皮下注用	エタネルセプト
オンデキサ静注用	アンデキサネット　アルファ
サイモグロブリン点滴静注用	抗ヒト胸腺細胞ウサギ免疫グロブリン
サビーン点滴静注用	デクスラゾキサン
ジスロマック点滴静注用	アジスロマイシン水和物
ジプレキサ筋注用	オランザピン
シベクトロ点滴静注用	テジゾリドリン酸エステル
セレザイム静注用	イミグルセラーゼ
タイロゲン筋注用	ヒトチロトロピン　アルファ
ダントリウム静注用	ダントロレンナトリウム水和物
ツベラクチン筋注用	エンビオマイシン硫酸塩
デスフェラール注射用	デフェロキサミンメシル酸塩
デノシン点滴静注用	ガンシクロビル
ネクスビアザイム点滴静注用	アバルグルコシダーゼ　アルファ
ハンプ注射用	カルペリチド
ビスダイン静注用	ベルテポルフィン
ビプリブ点滴静注用	ベラグルセラーゼ　アルファ
ファブラザイム点滴静注用	アガルシダーゼ　ベータ
ブイフェンド静注用	ボリコナゾール
ベクルリー点滴静注用	レムデシビル
ベナンバックス注用	ペンタミジンイセチオン酸塩
ベンリスタ点滴静注用	ベリムマブ
マイオザイム点滴静注用	アルグルコシダーゼ　アルファ
メトレレプチン皮下注用	メトレレプチン
ロミプレート皮下注	ロミプロスチム

（次頁へ続く）

第12話　注射用水で溶解～ハンプ，他

(表1の続き)
抗がん薬

販売名	一般名
アドセトリス点滴静注用	ブレンツキシマブ　ベドチン
イダマイシン静注用	イダルビシン塩酸塩
エムプリシティ点滴静注用	エロツズマブ
エンハーツ点滴静注用	トラスツズマブ　デルクステカン
カイプロリス点滴静注用	カルフィルゾミブ
カドサイラ点滴静注用	トラスツズマブ　エムタンシン
コスメゲン静注用	アクチノマイシンD
サンラビン点滴静注用	エノシタビン
ダカルバジン注用	ダカルバジン
テモダール点滴静注用	テモゾロミド
ニドラン注射用	ニムスチン塩酸塩
パドセブ点滴静注用	エンホルツマブ　ベドチン
ビーリンサイト点滴静注用	ブリナツモマブ
ビダーザ注射用	アザシチジン
フルダラ静注用	フルダラビンリン酸エステル
ベスポンサ点滴静注用	イノツズマブ　オゾガマイシン
ポライビー点滴静注用	ポラツズマブ　ベドチン
マイトマイシン注用	マイトマイシンC
マイロターグ点滴静注用	ゲムツズマブオゾガマイシン
レミトロ点滴静注用	デニロイキン　ジフチトクス

添付溶解液がある薬剤，適応が同一のシリンジ製剤がある薬剤は含まれていません。

〔各医薬品添付文書より〕

■まとめ

・ハンプが注射用水で溶解するゴロ合わせ：「ダパンプはISSA，ハンプ®はWasser（ワッサー）」

・ハンプ®はアミノ酸輸液，亜硫酸塩，ヘパリンと配合不可。

・主な注射用水で溶解する薬剤のゴロ合わせ：「真っ黒い弾丸，水中から延々トロいブレーキをオンで便利にくるりとバックしてV」

🗨 今回の雑談

亜硫酸塩が潜んでいる

　今回は，ハンプ®注射用がアミノ酸製剤やカテコラミン製剤などに添加されている亜硫酸塩で含量低下を起こすというお話をしました。実は，亜硫酸塩はもっと身近に潜んでいて，食品にも亜硫酸塩が添加されています。亜硫酸ナトリウムが，食品の漂白剤として使用されているのです。亜硫酸ナトリウムは，食品から酸素をうばうことで色を取り除く"還元"で漂白をするのです。

　そして，亜硫酸ナトリウムが使用される食品は決められており，その代表はかんぴょうです。かんぴょうは，ユウガオの皮を細長く剝いてから干して作るのですが，そのまま干すと黒ずんでしまうので，亜硫酸ナトリウムで漂白してから干します。また，缶詰のサクランボにきれいな色をつける下地のための漂白で使用されることがあります。他にも煮豆，甘納豆，水あめ，えびにも使用されます。亜硫酸ナトリウムは，漂白の他に保存料や酸化防止剤としても使用されます。ただし，製造過程で洗い流されるものの刺激が強いので，使用基準が決められています。

　漂白剤には他に，名前が似ている亜塩素酸ナトリウムがあります。亜塩素酸ナトリウムは，亜硫酸ナトリウムと違い"酸化"によって漂白します。缶詰のサクランボや桃などに使用されます。そして，亜塩素酸ナトリウムは食品が完成するときにはなくなってしまうので表示義務がありません。また，カズノコのみで使用され，カズノコを黄金色にする漂白剤として，過酸化水素があります。過酸化水素

も加工過程で分解されてなくなるので，表示義務がありません。

　ところで，食品添加物で着色料の一つにコチニール色素があります。メキシコやペルーなどの中南米のサボテンに寄生する，エンジムシという昆虫を乾燥させて作られる色素です。昆虫が食品添加物に使用されているとは驚きですね。配合変化の混注と昆虫のダジャレつながりでコチニール色素のお話も加えました。

　今回は，食品添加物についてほんの一部説明しましたが，他にもいろいろな食品添加物があります。次回は，薬剤中の亜硫酸塩のお話をします。雑談では，今回の食品添加物に関係して味覚のお話となります。お楽しみに！

【文　献】
・東海林　徹，他・監：今これだけは知っておきたい！　注射薬配合変化Q&A 第2版．じほう，2013
・第一三共株式会社：ハンプ注射用．インタビューフォーム（2020年2月改訂，第10版）
・左巻健男・監：気になるあの成分のホントがよくわかる！　食品添加物キャラクター図鑑．日本図書センター，2015

亜硫酸塩含有製剤

▍亜硫酸塩で加水分解

　前回のハンプ®と亜硫酸塩が配合不可というお話に続き，今回も亜硫酸塩つながりのお話です。亜硫酸塩（ピロ亜硫酸ナトリウム，亜硫酸水素ナトリウム，亜硫酸ナトリウムなど）は，自らの酸化で酸素を消費することにより，酸化分解やメイラード反応などを防止し，アミノ酸など酸素に不安定な薬剤を保護します。また，アルデヒド基や2重結合部分を安定化して着色を防止する作用があるので，アミノ酸輸液，カテコラミン系薬剤，アミノグリコシド系抗菌薬，ステロイド類（デカドロン®注射液，水溶性ハイドロコートン®注射液，リンデロン®注など），アスコルビン酸，ピリドキサールなど多くの薬剤に添加されています。

　そんな本来は薬剤を安定化させる亜硫酸塩は，一方でS–S結合，エステル類，アミド類，共有結合ハロゲン類，ラクタム類やビタミンB_1の加水分解を起こします。

　亜硫酸塩で分解される薬剤として，前回のハンプ®注射用や前述のビタミンB_1の他，注射用フサン®，注射用エフオーワイ®，インスリン，ウロキナーゼ，シスプラチン，β-ラクタム系抗菌薬があげられます。

ゴロ合わせで覚えよう！

そこでまずは，主な亜硫酸塩が添加されている薬剤のゴロ合わせを考えました。

「ありゃ！　ミノさん，どんなラジオで勝手に白いプリンと
グリーンなグリコ捨てろ」

ありゃ…亜硫酸塩
ミノさん…アミノ酸
どんな…アドナ®
ラジオ…ラジカット®
勝手に…カテコラミン系薬剤
し…ビタミンC
ろ…ビタミンB_6
プリン…プリンペラン®
グリーンな…グリチルリチン
グリコ…アミノグリコシド系抗菌薬
捨てろ…ステロイド

白いプリンはあるかも知れないけど，グリーンなグリコって何
だよ！

次に，亜硫酸塩で分解される主な薬剤のゴロ合わせも考えました。

「ありゃダメ！　かなしいうちがベター」

ありゃダメ…亜硫酸塩ダメ

か…カルペリチド（ハンプ®）

な…ナファモスタットメシル酸塩（フサン®）

し…シスプラチン

い…インスリン

う…ウロキナーゼ

ち…チアミン（ビタミンB₁）

が…ガベキサートメシル酸塩（エフオーワイ®）

ベター…*β*-ラクタム系抗菌薬（注射用ビクシリン®Sなど）

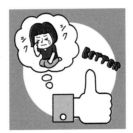

第13話　亜硫酸塩含有製剤

　ありゃ！　今回は，亜硫酸塩が添加されている薬剤と，亜硫酸塩で分解される薬剤の2つを覚えましたので少し腹一杯感がありますね。少しすっきり覚えたい人は，無理やり感がある"ありゃ"や"ありゃダメ"を省いて覚えても良いかもしれませんね。

　次回は，今回登場したフサン®とエフオーワイ®のお話です。

まとめ

・主な亜硫酸塩添加薬剤のゴロ合わせ：「ありゃ！　ミノさん，どんなラジオで勝手に白いプリンとグリーンなグリコ捨てろ」

・主な亜硫酸塩で分解される薬剤のゴロ合わせ：「ありゃダメ！かなしいうちがベター」

💬 今回の雑談

うま味とは

　味には，5つの基本味があることをご存じでしょうか？「甘味」，「塩味」，「酸味」，「苦味」，「うま味」です。このうち「酸味」と「苦味」は，有害性を警告する役目もあります。そして，味を感じる器官の味蕾は，舌のみでなく上あごや喉にもあります。その味蕾は約10日で新しく生まれ変わりますが，その数は赤ちゃんのときが一番多く，大人になると数が減ることにより苦いものも食べられるようなるといわれています。なお，「甘味」，「塩味」，「酸味」，「苦味」，「うま味」を一度に感じられる食材の代表がホヤです。ちなみに，辛さは味ではなく痛みであり，味蕾でなく痛みを感じる部分に刺激として伝わり，においと混ざることで味のように感じています。

　さて，本題のうま味ですが，5つの基本味のなかで最後に発見されました。そして発見したのは，池田菊苗博士という日本の科学者です。池田博士は，1908年昆布から「グルタミン酸」を発見し「うま味」と名付けました。そして，1913年には小玉新太郎博士が，かつお節から「イノシン酸」を発見します。さらに，1960年に国仲明博士が発見した「グアニル酸」が，干し椎茸のうま味成分であることを確認しました。和食文化がうま味の発見につながったと

もいえます。和食のだしは，昆布とかつお節，昆布と干し椎茸など組み合わせて作ることが多いのです。つまり，グルタミン酸，イノシン酸，グアニル酸を組み合わせたほうが，単独よりお互いのうま味を引き出していっそうおいしくなるのです。この「うま味」は「UMAMI」として世界共通の味になりました。

　ところで，ドラえもんのひみつ道具に「味のもとのもと」があります。これをかけると，どんな不味い料理もおいしくなるので，のび太が激マズのジャイアンシチューにかけます。しかし，例によってジャイアンに見つかり横取りされそうになったときにジャイアンに大量に降りかかり，のび太・しずか・スネ夫にジャイアンが食べられそうになるというシュールな内容の回に登場します。

　なぜ，今回「うま味」のお話をしたかというと，グルタミン酸が本文に出てきたアミノ酸の一つだからです。さらに，特許庁がわが国ならず世界の経済の発展に貢献した十大発明家を選出しており，そのなかにグルタミン酸を発見した池田菊苗博士，第4話のアドレナリンを発見した高峰譲吉博士，そして第11話のビタミンB_1を発見した鈴木梅太郎博士が含まれています。

　皆さん，お気づきになりましたか？　グルタミン酸（アミノ酸），アドレナリン（カテコラミン），ビタミンB_1は，今回の本編で紹介した亜硫酸塩の加水分解に関係している薬剤です。最後に本文と上手くつながりました。まさに「UMAMI」です。

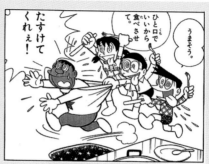

〔藤子・F・不二雄：ドラえもん第13巻．小学館，1977より〕

　次回の雑談は，ガベキサートメシル酸塩の血管外漏出のお話です。少しシビアなお話になります。

【文　献】

・東海林　徹，他・監：今これだけは知っておきたい！　注射薬配合変化Q&A　第2版．じほう，2013
・赤瀬朋秀，他・編：根拠からよくわかる注射薬・輸液の配合変化Ver.2．羊土社，2017
・中村　均，他：静脈栄養法におけるリスク・マネジメント　輸液配合変化のリスク・マネジメント．外科と代謝・栄養，51：235-245，2017
・藤子プロ，他・監：ドラえもん化学ワールドspecial 食べ物とお菓子の世界．小学館，2017
・奈良信雄・監：ざんねん？　はんばない！　からだのなかのびっくり事典．ポプラ社，2018
・鈴木香里武：わたしたち，海でヘンタイするんです。海のいきもののびっくり生態図鑑．世界文化社，2019
・藤子・F・不二雄：ドラえもん第13巻．小学館，1977
・特許庁ホームページ：十大発明家（https://www.jpo.go.jp/introduction/rekishi/10hatsumeika.html）

第14話

配合変化が多い薬剤 ～フサン®，エフオーワイ®

▍塩交換で沈殿

　前回は，亜硫酸塩で分解する薬剤のお話でした。今回は，前回も登場した蛋白分解酵素阻害薬のガベキサートメシル酸塩（注射用エフオーワイ®），ナファモスタットメシル酸塩（注射用フサン®）のお話です。pHは，注射用エフオーワイ®は4.0～5.5（1.0gを水10mLに溶解），注射用フサン®は3.5～4.0（50mg 1バイアルを水50mLに溶解）とやや酸性です。

　まず，ガベキサート，ナファモスタットは分解しやすく，溶けにくい物質ですが，日本の優れた製剤技術により注射剤として製剤化されています。

　また，両剤とも配合変化を起こしやすい薬剤です。その原因として，

①メシル酸塩が塩交換をしやすく，メシル酸に変わって他の陰イオンが結合したときに，混濁や沈殿を起こすことがあります。またガベキサートやナファモスタットが一部の抗菌薬やヘパリンなどのカルボキシル基と結合し，溶けにくい塩を生成し，白濁や沈殿を生じる。

②構造式中のエステル結合が，アルカリ性薬剤によりpH 8以上になる場合や，アミノ酸製剤に添加されている亜硫酸塩に

より加水分解され力価や残存率が低下する。

③ソル・メドロール®，ソル・コーテフ®で白色析出を起こす。
などがあります。

注射用エフオーワイ®のインタビューフォームには，配合変化
のメカニズムとして

---

1. 混濁・沈殿が生じる場合（同一ルートからの投与は不可）

①塩の生成

　本剤のグアニジノ基は，抗生物質やヘパリン等のカルボキ
シル基とイオン結合し塩を生成する。この塩は溶解性が低
いため，混濁することがある（図1）。

②血液製剤中のエステラーゼによる分解

　本剤は血液中のエステラーゼにより加水分解されるため，
エステラーゼを含む血液製剤，アルブミン製剤等と配合す
ると分解される。また，反応が速く分解物の溶解性が低い
ため，混濁することがある。

2. 残存率が低下する場合〔同一ルート（側管）からの投与
　　が可能〕（図2）

①アミノ酸による分解

　本剤はアミノ酸輸液と配合すると経時的に分解される。分
解の原因は特にヒスチジンの影響が大きいことが確認され
ている。また，配合した時のpHが高いほど分解は促進さ
れる傾向にある。

②アルカリ性下での分解

　本剤は配合してpHが8.0以上になる場合，経時的に加水分

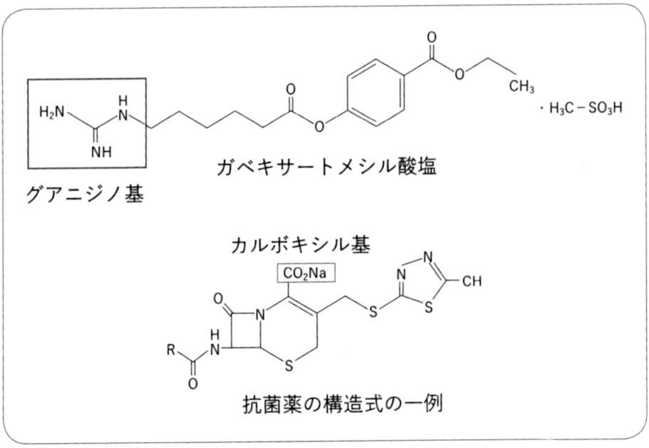

図1　塩の生成

〔丸石製薬株式会社：注射用エフオーワイ，インタビューフォーム
（2018年12月作成，第1版）より〕

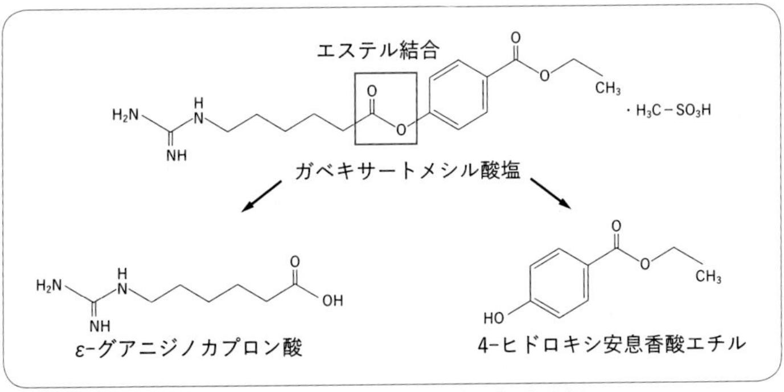

図2　ガベキサートメシル酸塩のエステル結合の加水分解
〔丸石製薬株式会社：注射用エフオーワイ，インタビューフォーム（2018年12月作成，第1版）より〕

解が促進される。

③添加物（亜硫酸塩）による分解

　本剤は添加物に亜硫酸塩（亜硫酸水素ナトリウム等）を含む薬剤と配合すると経時的に加水分解される。これは亜硫酸塩の量が多い場合，pHが高いほど促進される。

と記載があります。

ゴロ合わせで覚える！

　そこで，ガベキサートメシル酸塩，ナファモスタットメシル酸塩の配合変化のゴロ合わせを考えました。

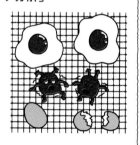

「抗菌ある網でパリンとそってタンパク分解」

抗菌…抗菌薬

ある…アルカリ性薬剤

網…アミノ酸

パリン…ヘパリン

そって…ソル・メドロール®，

　　　　ソル・コーテフ®

タンパク分解…蛋白分解酵素阻害薬

　さらに，ナファモスタットメシル酸塩は，生理食塩液で直接溶解すると塩素イオンがグアニジノ基と結合し，塩酸ナファモスタットが生成され沈殿を生じます。そのため，生理食塩液または無機塩類を含有する溶液は白濁あるいは結晶が析出する場合があるので，バイアルに直接加えないこととされています。

　調製は，まず10 mgバイアルには1 mL以上，50 mgバイアルには5 mL以上の5%ブドウ糖液または注射用水を加え完全に溶解し，輸液に混和します（膵炎の急性症状の改善，汎発性血管内血液凝固症は5%ブドウ糖液に混和。出血性病変または出血傾向を有する患者の血液体外循環時の灌流血液の凝固防止に使用する場合の調製法は添付文書参照）。

　追加で，ナファモスタットメシル酸塩が生理食塩液で直接溶解不可のゴロ合わせを考えました。

「スタッドレスは塩が苦手」
スタッドレス…ナファモスタット
塩…生理食塩液

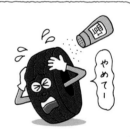

　配合変化ではありませんが，ガベキサートメシル酸塩，ナファモスタットメシル酸塩はともに血管外漏出による炎症や壊死などに注意が必要な薬剤です。そのため，ガベキサートメシル酸塩を末梢血管から投与する場合は，100 mgあたり50 mL以上の輸液（0.2%以下）で点滴静注して，血管外へ漏出しないよう注意が必要です。また，血液うっ滞が起こらないよう，できるだけ太い血管から投与することとされています。

┃まとめ

　・ガベキサートメシル酸塩とナファモスタットメシル酸塩の主

な配合変化のゴロ合わせ：「抗菌ある網でパリンとそってタンパク分解」

・ナファモスタットメシル酸塩が生理食塩液で直接溶解不可のゴロ合わせ：「スタッドレスは塩が苦手」

💬 今回の雑談

ガベキサートメシル酸塩の血管外漏出

　今回は，本編でガベキサートメシル酸塩，ナファモスタットメシル酸塩の血管外漏出のお話をしました。ここでは，ガベキサートメシル酸塩の血管外漏出の事例を日本医療機能評価機構の医療事故情報収集事業から，ほぼ原文のまま紹介します。

【事例1】

　帝王切開術中に子宮内反となり弛緩出血の後，産科DICを併発。術中，左前腕末梢静脈よりガベキサートメシル酸塩の持続注入を開始した。翌日，夕方17時頃，左前腕部のガベキサートメシル酸塩刺入部の漏れを看護師が発見し，医師に報告。ステロイド局所注射と軟膏塗布。その後，症状軽快し術後8日目に産科病棟退院。外来にて経過観察していたが，術後10日目，左前腕血管漏出部の熱感と腫脹を認めた。皮膚科にて蜂窩織炎との診断で抗菌剤の投与を開始したが症状悪化。CT検査で筋膜周囲まで炎症が波及し入院治療となる。術後20日目，左肘窩付近〜手関節近傍にかけて手掌大の浸潤を触れる紅斑あり，その中に3か所母

指頭大のビランあり排膿認めたため，切開排膿した。日数を経過しても創状態悪化するため，ガベキサートメシルの濃度を確認したところガベキサートメシル酸塩1500 mg＋生食50 mL（3%）投与されたことが発覚した。連日，創部洗浄とゲンタシンガーゼにて処置し徐々に改善傾向にあるが，全治までは，約半年かかる見込みである。

【事例2】
1. CCUへ入院，同日に主治医は，DICに対しパナベート1500 mg（ガベキサートメシル酸塩）を末梢から投与する指示を出した。この時点で中心静脈の挿入の予定はなかった。
2. 同日，薬剤科は，パナベートの投与量に対し希釈量が少ないと思ったが，医師に疑義照会せず，病棟へ薬剤を払い出した。
3. 19時，看護師が左下肢に血管確保しパナベート1500 mg＋生食250 mLを10 mL/hrで開始した。
4. 翌日8：30，パナベートを投与した静脈ラインに点滴漏れがあり。再度左下肢足部へ末梢ラインを確保。点滴漏れした左下肢に血管の走行に沿った発赤と白色のびらんを認めた。それに対し，研修医は，ワセリン塗布の処置を指示，施行した。
5. 2日後の16時に中心静脈挿入，パナベートも中心静脈から投与に指示変更になった。経過観察。
6. WOCより情報提供あり，医療安全係長とCCU副看護師長で皮膚の確認をし，主治医へ報告した。

7. 同日，形成外科へコンサルトし，パナベートによる壊死性血管炎と診断された。

　本編にもあるように，ガベキサートメシル酸塩は100 mg あたり50 mL以上の輸液（0.2％以下）で点滴静注して，血管外へ漏出しないよう注意します。また，血液うっ滞が起こらないようできるだけ太い血管より投与する必要があります。

　次回は，本編にも雑談にもウサギが登場しますが，雑談は今回と別の意味で"きれいごと"ではありません。お楽しみに！

【文　献】

・東海林　徹，他・監：今これだけは知っておきたい！　注射薬配合変化Q&A　第2版．じほう，2013
・石井伊都子・監：注射薬調剤監査マニュアル2021．エルゼビア・ジャパン，2021
・丸石製薬株式会社：注射用エフオーワイ，インタビューフォーム（2018年12月作成，第1版）
・丸石製薬株式会社：注射用エフオーワイ配合変化試験成績（https://www.marui-shi-pharm.co.jp/media/foy-for-injection_tool_2.pdf）
・日医工株式会社：注射用フサン，インタビューフォーム（2019年4月改訂，第6版）
・日本医療機能評価機構：医療事故情報収集等事業（http://www.med-safe.jp/mp-search/SearchReportResult.action）

ニューキノロン系抗菌薬
～パシル®, ラスビック®, クラビット®, シプロキサン®

｜ヘパリンロックでも注意

　今回は，ニューキノロン系抗菌薬のお話です。パシル®点滴静注液（パズフロキサシン）は，300 mgがpH 3.4～3.7，500 mg・1000 mgがpH 3.2～3.5と酸性薬剤であり，中性～塩基性の薬剤および輸液と配合変化試験で白濁など外観変化が認められています。そのため，インタビューフォームには配合に関して次のように記載されています。

「適用上の注意」
・他剤及び輸液と配合した場合に，配合変化（白濁等）が認められているため，原則として他剤及び輸液と配合しないこと。なお，I. V. Push法及びPiggyback法においても配合変化が認められているため，側管からの配合も避けること。
・血管を確保できないなど，やむを得ず側管から投与する場合には，他剤との配合変化を避けるため，本剤使用の前後に生理食塩液でライン洗浄（フラッシング）を行うこと。

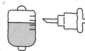

表1 パシル® 点滴静注液 pH 変動試験
●pH 変動試験結果

[試験方法] 幸保文治著「注射薬便覧」(南山堂), p32, 1976 の方法による。

製 剤	試料 pH	A B (mL)[a]	最終 pH または 変化点 pH	移動 指数	変化 所見	最終 pH での 残存率 (%)[b)c] 直後	24 hr	希釈試験 (D.W.500 mL) 直後	30 min, 1 hr, 3 hr
500 mg (1000 mg)[d]	3.34	A 10.0	1.29	2.05	変化 なし	100.0	101.2	N.T.	N.T.
		B 0.28	4.86	1.52	白濁	N.T.	N.T.	白濁	無色澄明
300 mg	3.55	A 10.0	1.29	2.26	変化 なし	100.0	100.5	N.T.	N.T.
		B 0.28	5.17	1.62	白濁	N.T.	N.T.	白濁	無色澄明

N.T.：実施せず，D.W.：注射用水
a) A：0.1 mol/L 塩酸，B：0.1 mol/L 水酸化ナトリウムの滴下量
b) 保存条件：室温，室内散乱光下
c) 残存率（%）は最終 pH 直後の試料溶液中のパズフロキサシンメシル酸塩濃度を100%として表示した。
d) 1000 mg 製剤は 500 mg 製剤と同一濃度製剤のため，500 mg 製剤の結果を参照。
※試料 pH 及び 0.1 mol/L 水酸化ナトリウムによる滴下試験 B の滴下量（mL）は 3 回測定の平均値，その他の数値は 1 回測定の値。B の変化所見及び希釈試験は，3 回の試験結果をまとめて記載した。

〔富士フイルム富山化学株式会社：パシル点滴静注 300 mg・500 mg・1000 mg，
インタビューフォーム（2021 年 5 月改訂，第 23 版）より〕

表1に，パシル® 点滴静注液の pH 変動試験結果を示します。500 mg の試料 pH 3.34，300 mg の試料 pH 3.55 はともに酸性で，アルカリ性側では 0.1 mol/L 水酸化ナトリウムをともにわずか 0.28 mL の滴下で，500 mg では変化点 pH 4.86，300 mg では変化点 pH 5.17 で白濁しています。つまり，中性になる前のいまだ酸性側で配合変化を起こすので，単独投与もしくは側管からの投与で前後フラッシュが必要となります。

ラスビック® 点滴静注キット（ラスクフロキサシン）は pH 6.5〜7.4（専用希釈液混合後）で，添付文書の適用上の注意の項目には，「他剤及び輸液と配合した場合に配合変化が認められているものが

あるため，他剤及び輸液と配合しないこと。同一の点滴ラインによる他剤及び輸液との同時投与は避けること。ヘパリンナトリウムと配合変化が認められているため，静脈内カテーテル留置を行う際，ヘパリンナトリウムによる血液凝固防止（ヘパリンロック）前後は，ルート内を生理食塩液又は5％ブドウ糖注射液で洗浄（フラッシング）すること。本剤と他の薬剤を同一の輸液チューブにより連続注入する場合には，生理食塩液又は5％ブドウ糖注射液を本剤の投与前後に輸液チューブ内に流すこと」と記載されています。

　また，クラビット®点滴静注（レボフロキサシン）もpH 3.8～5.8と酸性側の薬剤です。やはり，ヘパリンナトリウムと配合変化が認められているので，ヘパリンロック前後は，ルート内を生理食塩液でフラッシングすることとされています。これは，クラビット®点滴静注バッグ500 mg/100 mLとヘパリンNaロック100シリンジを容量1対1の割合で，配合直後に微黄色白濁となり，ノボ・ヘパリン注1万単位（現商品名ヘパリンNa注1万単位/10 mL「モチダ」）およびフラグミン®静注5000では配合直後に白濁することに由来します（注：クラビット®点滴静注バッグ・クラビット®点滴静注のインタビューフォーム第10版の表記で記載しています）。抗菌薬の点滴投与を行う際に，ヘパリンロックをする場合もあると思いますので注意が必要です。

ゴロ合わせで覚えよう！

　そこで，パシル®は単独投与で側管投与の前後にフラッシュ，ラスビック®も単独投与でヘパリンロックの前後にフラッシュ，クラビット®もヘパリンロックの前後にフラッシュなのでゴロ合わ

せでの覚え方を考えました。

> 「単独で走るビックなラビットは，へばってふらつく」
> **単独**…<u>単独</u>投与
> **走る**…<u>パシル</u>®
> **ビック**…ラス<u>ビック</u>®
> **ラビット**…<u>クラビット</u>®
> **へばって**…<u>ヘパリン</u>
> **ふらつく**…<u>フラッシュ</u>

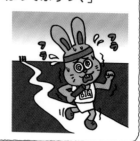

　ラスビック®は，真ん中で単独投与とヘパリンの前後にフラッシュとの両方にかかっています。

　ちなみに，シプロキサン®注もpH 3.9〜4.5と酸性なので，添付文書に「本剤と配合したときに沈殿，混濁，変色が認められた場合には投与しないこと。特にアルカリ性の溶液と配合しないこと。本剤と配合した直後から24時間後までに，沈殿等が観察された薬剤があるので，配合時には配合変化データを参照すること」と記載があります。また，クラビット®と同様にヘパリンナトリウムと配合変化が認められています。

┃まとめ

・ニューキノロン系抗菌薬のパシル®，クラビット®，シプロキサン®は酸性薬剤。
・パシル®は単独投与。側管で投与する場合は前後フラッシュ。
・ラスビック®は単独投与。ヘパリンロックの前後にフラッシュ。

・クラビット®はヘパリンと配合変化があるので，ヘパリンロックの前後にフラッシュ。

・ニューキノロン系抗菌薬の主な配合変化のゴロ合わせ：「単独で走るビックなラビットは，へばってふらつく」

💬 今回の雑談

FUN を侮ってはいけない

今回は，本編でラビットが出てきましたので，動物のお話をします。まず，ウサギは，通常の硬い糞の他に，カプセルのようになっていて中身が軟らかい糞をします。これを自分のおしりに直接口をつけて食べてしまいます。この軟らかい糞には，腸内の微生物が食べ物を分解してビタミンB$_{12}$などの栄養素に作りかえたものが含まれています。この軟らかい糞を食べることで，ウサギは健康を維持することができるのです。

次は鹿です。奈良公園には約1,200頭の鹿が暮らしています。その糞は，年間なんと300t以上になるのですが，誰が掃除しているのでしょうか？　実は，フンコロガシ（糞虫）が食べているのです。フンコロガシが糞を分解して公園の芝の養分とし，その芝を鹿が食べるという食物連鎖ができているのです。もしも，公園の糞の掃除など芝生の手入れに人手を使うとなると，年間100億円も人件費がかかるそうです。また，奈良公園のそばには「ならまち糞虫館」という観光施設もあります。フンコロガシの経済効果は凄いですね。そういえば，アメリカのロックバンドの

第15話　ニューキノロン系抗菌薬〜パシル，ラスビック，クラビット，シプロキサン

ジャーニーのアルバムジャケットは，古代エジプトの聖なる甲虫スカラベ（フンコロガシ）がモチーフになっているものが多いです。

　今度は，ジャイアントパンダの糞のお話です。パンダは，繊維の硬い笹を食べるので，腸内細菌の繊維を分解する力が強いのです。そして，パンダの糞から腸内細菌を取り出した後に増やして，生ゴミと一緒に家庭用の生ゴミ処理機に入れると生ゴミの90％以上が水と空気（二酸化炭素）になるそうです。これは，日本のゴミ問題解決の糸口になるかも知れません。この研究で，北里大学の田口文章名誉教授らがイグ・ノーベル賞を受賞しました。イグ・ノーベル賞は，他にも牛の糞からバニラの芳香成分のバニリンを抽出した国立国際医療研究センター研究所の山本麻由研究員も受賞しています。ただし，糞からバニリンを抽出するよりも合成したほうがコストは安いようです。

　また，北海道鹿追町では，2022年4月から牛糞を発酵させたバイオガスからメタンガスを取り出し水蒸気などに反応させ水素をつくり，燃料電池車や燃料電池で走るフォークリフト向けに販売したり，水素スタンドや工場に供給することを本格的に始めたそうです。

　えっ！　少しは薬の話題をしてほしいって？　FUN（糞）を侮ってはいけません。「望月砂」をご存じでしょうか？ウサギの糞由来の薬です。また，「五霊脂」はムササビの糞由来です。さらには，「人中黄」という薬もあります。驚くことに，中国に伝わる人糞に甘草を混ぜて乾燥させた薬の名前です。日本でも江戸時代にフグ毒にあったときに

飲まれていたようです。どれも，とても服用どころか調剤
も遠慮したいですね。
　ところで皆さん，本を書店で探すときに便意に襲われた
なんてことはありませんか？　この現象は，書店でトイレ
に行きたくなる体験談を最初に発表した女性の名前にちな
み「青木まりこ現象」とよばれています。

【文　献】

・富士フイルム富山化学株式会社：パシル点滴静注液300 mg・500 mg・1000 mg，イ
　ンタビューフォーム（2021年5月改訂，第23版）
・杏林製薬株式会社：ラスビック点滴静注キット150 mg，添付文書（2021年3月改訂，
　第3版）
・第一三共株式会社：クラビット点滴静注バッグ500 mg/100 mL・クラビット点滴静
　注500 mg/20 mL，インタビューフォーム（2019年11月改訂，第10版）
・バイエル薬品株式会社：シプロキサン注200 mg・400 mg，インタビューフォーム
　（2021年6月改訂，第36版）
・面白雑学倶楽部：時間を忘れるほど面白いオトナの雑学．三笠書房，2018
・左巻健男・監：世界一トホホな科学事典．西東社，2019
・坂元志保：うんちの正体 菌は地球をすくう．ポプラ社，2015
・荒俣　宏・監：しらべる・くらべる・おぼえるチカラが身につく！　うんこ図鑑．
　日本図書センター，2018
・小宮輝之：うんちくいっぱい 動物のうんち図鑑．小学館，2021
・奈良信雄・監：もっと！！　ざんねん？　はんぱない！　からだのなかのびっくり
　事典．ポプラ社，2019
・朝日新聞DIGITAL「牛ふんから水素，燃料電池車用に販売 来月から北海道で1日
　30台分製造へ」，2022年3月15日

第16話

先発品と後発品で異なる 配合変化～アンカロン®

pH，配合変化の違い

　アンカロン®注は，生理食塩液に溶解すると沈殿を生じることから，生理食塩液ではなく5%ブドウ糖液に溶解し投与する薬剤です。また，同一のラインでの他剤の注入および同一のシリンジでの他剤の混合をしないこととされています。さらに，注射部位反応を避けるため，可能な限り中心静脈から点滴により投与すること，投与には容量型の持続注入ポンプを用い，ポリ塩化ビニル製の輸液セットなどの使用を避ける〔吸着およびDEHP（di-(2-ethylhexyl) phthalate）の溶出〕とされています。用法・用量は図1，図2および添付文書などを参考にしてください。また，凍結を避け，25℃以下で保存することとされています。

　一方，アミオダロン塩酸塩静注「TE」がアンカロン®注の後発医薬品として2018年に発売されました。効能・効果や用法・用量などは前述の先発医薬品のアンカロン®注と同じですが，保存方法が室温保存となっていてアンカロン®注と異なります。室温保存というのは大きなメリットです。

　表1に，アンカロン®注とアミオダロン塩酸塩静注「TE」の比較を示します。前述した保存方法以外にもpHはアンカロン®注が3.5～4.5ですが，アミオダロン塩酸塩静注「TE」では2.0～3.0

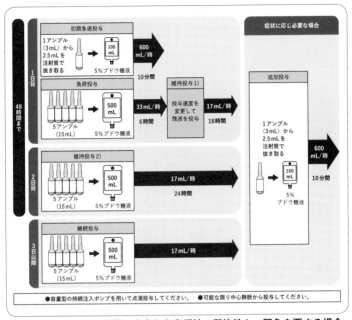

図1　心室細動，血行動態不安定な心室頻拍で難治性かつ緊急を要する場合

〔サノフィ株式会社：サノフィe-MR医療関係者向け情報サイト　アンカロン注150投与方法
＜CPRポケット版＞より〕

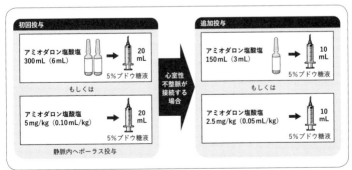

図2　電気的除細動抵抗性の心室細動あるいは無脈性心室頻拍による心停止

〔サノフィ株式会社：サノフィe-MR医療関係者向け情報サイト　アンカロン注150投与方法
＜CPRポケット版＞より〕

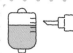

表1　アミオダロン製剤の先発品と後発医薬品の比較

販売名	貯　法	pH	配合変化	添加物
アンカロン注150	凍結を避け，25℃以下で保存	3.5〜4.5	ソルダクトン静注用200 mg（混和時に濁り） ラボナール注射用0.5 g（混和時に濁り） ヘルベッサー注射用250（24時間後アミオダロンの残存率の低下）	ベンジルアルコール60 mg ポリソルベート80 300 mg
アミオダロン塩酸塩静注150 mg「TE」	室温保存	2.0〜3.0	ソルダクトン静注用200 mg（混合直後に濁り） ラボナール注射用0.5 g（混合3時間後に濁り） ビーフリード輸液（混合直後に濁り） カルチコール注射液8.5%（混合直後に濁り） ヘパリンナトリウム注（混合3時間後に濁り）	ベンジルアルコール60 mg ポリソルベート80 300 mg リン酸

〔サノフィ株式会社：アンカロン注150, インタビューフォーム，（2019年4月改訂，第8版）／トーアエイヨー株式会社：アミオダロン塩酸塩静注150 mg「TE」, インタビューフォーム（2020年6月改訂，第6版）より〕

とより酸性という違いがあります。また，配合変化に関しても，両剤ともソルダクトン®静注用とラボナール®注射用で濁りを生じることは共通していますが，アンカロン®注はヘルベッサー®注射用で残存率の低下を生じます。一方，アミオダロン塩酸塩静注「TE」はビーフリード®輸液，カルチコール®注射液8.5%，ヘパリンナトリウム注で濁りが生じます。そこで，添加物を確認すると両剤ともベンジルアルコールとポリソルベート80は共通していますが，アミオダロン塩酸塩静注「TE」は，さらにリン酸が加わっていることがわかります。このことが配合変化に影響している可能性もあります。

ゴロ合わせで覚えよう！

そこで，今回もゴロ合わせでの覚え方を考えました。

> 「時東ぁみは，最初は日本語（にっぽんご）で，いつもサザンをロック。田舎に帰ってゴー，ゴー」
>
> 時…溶き
>
> 東…5％ブドウ糖液
>
> ぁみ…アミオダロン
>
> 最初は日本語（にっぽんご）…初期急速投与 2．5mL
>
> いつもサザンをロック…1日目　負荷投与 5 Aを33mL/時で 6 時間
>
> 田舎に帰って…1日目　維持投与（1）17mL/時に投与速度を変えて
>
> ゴー…2日目　維持投与（2）5 A
>
> ゴー…3日目以降　継続投与　5 A

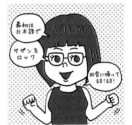

　今回は溶解方法と「心室細動，血行動態不安定な心室頻拍で難治性かつ緊急を要する場合」の使用方法のゴロ合わせです。用法・用量は添付文書などを確認してください。

　"時東ぁみ"さんをご存じないかたは，Webで検索してみてくださいね。

　アミオダロン製剤は単独投与が原則なので，臨床的には先発医

薬品と後発医薬品の配合変化の違いは影響しない可能性はあります。しかし，第5話の雑談でもお話ししたとおり，滴定酸濃度が先発医薬品のソリタ®-T3号輸液は0.9mEq/Lなのに対して，後発医薬品のソルデム® 3A輸液は0.21mEq/Lと違うことにより配合変化に影響が出ることがありますので，先発医薬品，後発医薬品にかかわらず配合変化の情報は欲しいですね。

まとめ

・アミオダロン製剤は生理食塩液で沈殿を生じるので，5％ブドウ糖液で溶解し単独投与する。

・後発医薬品のアミオダロン塩酸塩静注「TE」は先発医薬品のアンカロン®注と異なり室温保存である。

・アンカロン®注とアミオダロン塩酸塩静注「TE」はpHや配合変化が異なる。

・溶解方法と「心室細動，血行動態不安定な心室頻拍で難治性かつ緊急を要する場合」のゴロ合わせ：「時東ぁみは，最初は日本語（にっぽんご）で，いつもサザンをロック，田舎に帰ってゴー，ゴー」

💬 今回の雑談

鬱の字を書けますか？

本編では，ゴロ合わせでの配合変化の覚え方をお話ししました。ところで，医療者は理系だからといって漢字を疎かにしてはいけません。皆さんも仕事上，選択的セロトニン再取り込み阻害薬（SSRI）は抗うつ薬などと言っています

が，鬱の字を書けますか？　正直，私は書けませんでした。そこで“書けたらカッコイイ漢字が秒で覚えられる！”という一冊の本に出会いました。

　著者は漫才コンビのオジンオズボーンの篠宮暁さんで，覚え方は文字を分解して

　鬱…木（キ）缶（カン）木（キ）冖（ワー）凶（キョウ），（ワチョ）×4ヒミー，で「キカンキワーキョウワチョ×4ヒミー」と言いたくなるリズムで声に出して覚えるそうです。ポイントは“冖”を「ワー」“，”を「ワチョ」と読ませることと，最後のヒミーを含めて声に出すときにケンシロウを意識することですね。

　その他にも，

　鶯…火火（ファイヤー×2）冖（7：セブン）鳥（バード）， と英語で覚えたり，

　贖罪…貝（カイ）土（シ）四（シ）貝（カイ）皿（シ）非（ヒー）， で覚えるそうです。

　篠宮さんは，「もし，漢字検定で1級をとれば，クイズ番組に出してもらえるんちゃうか？」という発想で，漢字の覚え方を考案したそうです。やはり，芸人さんはやることが違いますね。

　さて，オジンオズボーンというコンビ名は，ご存じヘビーメタルの帝王オジー・オズボーン（図3）由来です。そのオジーのやることは，さらにすごいです。

　鳩事件…レコード会社のプロモーション会議の場でオジーは鳩の首を食いちぎった。

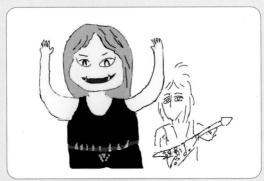

図3　メタルの帝王風イラスト（筆者直筆）

コウモリ事件…コンサートで投げ込まれたコウモリをオ
　　　　　　　ジーはゴム製のおもちゃだと思い首に食
　　　　　　　いついたら，実は生きたコウモリで狂犬
　　　　　　　病のウイルスをもっている可能性がある
　　　　　　　ので病院に直行し注射を打たれた。
アラモ砦事件…酔っぱらったオジーがテキサスの誇りで
　　　　　　　あり象徴のアラモの砦で放尿し，1年間
　　　　　　　テキサス州でのライブが禁止になった。
　他にも逸話はありますが，オジーだけでなく息子の
ジャックも17歳でオキシコンティン（文献どおりの表現）
中毒で，リハビリ施設に入院しました。日本人にはオジー
の"月に吠える"という曲のサビの「Bark at the Moon」が
「バカだもーん」の空耳にしか聞こえません。やはり，帝
王は違います。
　結局，最後はメタルネタになりましたが，贖罪などとい
う普段使用しない漢字を取り上げたのも，大物メタルバン

ドのジューダス・プリーストのアルバムに"贖罪の化身：Redeemer of Souls"があるからです。そのような文字にメタラーは反応してしまう習性があるのです。

そういえば，酒井法子さんの自叙伝も「贖罪」でしたね。ここでクスリとつながりました。おあとがよろしいようで。

　次回は，メタルといっても白金のお話です。お楽しみに。

【文　献】
・サノフィ株式会社：アンカロン注150，インタビューフォーム（2019年4月改訂，第8版）
・トーアエイヨー株式会社：アミオダロン塩酸塩静注150 mg「TE」，インタビューフォーム（2020年6月改訂，第4版）
・篠宮　暁：書けたらカッコイイ漢字が秒で覚えられる！　#秒で漢字暗記．高橋書店，2020
・山崎智之，他：俺たちの悪夢が蘇る HEAVY METAL/HARD ROCK黄金伝説．宝島社，2005

Clイオンで安定化，不安定化 ～シスプラチン，オキサリプラチン

生理食塩液のClイオン

後　輩：「ねえねえ，先輩。なんでシスプラチンは生理食塩液で希釈するの？」

先　輩：「たまたま最初に開発したときに希釈液が生理食塩液だったので，そのまま厚生労働省に申請を提出したから…」

後　輩：「ボーっと生きてんじゃねーよ！」

いまこそすべての医療者に問います。なぜシスプラチンの希釈液が生理食塩液なのか知らずに，やれ，添付文書に記載があるからとかレジメンで決まっているからと言う医療者のなんと多いことか。

後　輩：「それは，シスプラチンの構造式にClイオンを含んでいるから」

解説者：「さすが後輩。新人なのにシスプラチンの構造式なんてよく知っているね」

今回も第5話に続き，某国民的番組風に始まりました。まずは，シスプラチンの構造式のお話からです。

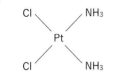

白金原子を中心に塩素原子とアンモニア分子が
平面に対して cis 位に配位した錯体である。

図1　シスプラチン構造式
〔日本化薬株式会社：ランダ注，インタビューフォーム（2021年4月改訂，第19版）より〕

　医薬品の構造式は学生時代に覚えさせられたけど，医療の現場ではあまり使っていないなぁという方も多いと思います。ところが，シスプラチンの構造式は**図1**のとおり極めて単純で，何回か練習すれば描くことも可能です。もちろん，白金製剤なので中心にあるPt（白金原子）がメインなのですが，今回はCl（塩素原子）に注目します。シスプラチンは分子内にClイオンを有しているので，生理食塩液のようにClイオン濃度が高い輸液で安定しています。また，シスプラチンの殺細胞の作用機序は，Cl基が水分子によって置換されることでDNAに結合することによります。そのためにも，Clイオンの存在が重要となります。**表1**に，ランダ®注の主な輸液との配合後の含量を示します。アミノ酸輸液では，分解が起こるので避けることとされています。

　さて，同じ白金製剤でも，オキサリプラチンの溶解は5%ブドウ糖液で行うとされています。オキサリプラチンは，シスプラチンとは逆にClイオン含有溶液によって活性が低下するため，生理食塩液などのClイオンを含む輸液との配合を避けます。さらに，オキサリプラチンが非酵素的な物理化学的過程を経て生体内変換され，ジアクオDACH（1,2-diaminocyclohexane）白金〔高抗腫瘍活性〕とモノアクオモノクロロDACH白金〔低抗腫瘍活性〕，

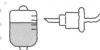

表1　ランダ®注（シスプラチン注射液）配合安定性試験結果（含量%）
試料 ランダ注 10 mg/20 mL

	0時間	3時間	6時間	24時間
生理食塩液　500 mL	100	97.6	94.1	90.8
5%ブドウ糖注射液　500 mL	100	85.0	76.3	—
KN1号輸液　500 mL	100	97.4	93.8	91.4
ソリタ®-T1号輸液　500 mL	100	93.8	90.4	90.1
KN3号輸液　500 mL	100	97.7	91.6	87.6
ソリタ®-T3号輸液　500 mL	100	93.8	91.5	83.4
ソリタ®-T3号G輸液　500 mL	100	92.6	91.6	82.8
ラクテック®注 500 mL	100	95.4	94.2	85.9
ピーエヌツイン®-2号輸液 1100 mL	100	60.7	4.7	0

〔日本化薬株式会社：ランダ注. インタビューフォーム（2021年4月改訂，第19版）より〕

オキサリプラチン

オキサレート基

ジアクオDACH白金　　モノアクオモノクロロDACH白金　　ジクロロDACH白金

←活性高　　　　　　　　　　　　　　　　　　　　　　　　　　活性低→

生理食塩液に溶かすと高いClイオン強度によりオキサレート基が離脱してClイオンによる置換が行われる

図2　オキサリプラチンの変換
〔東海林　徹，他・監：注射薬配合変化Q&A―根拠でわかる注射・輸液配合時の事故防止対策 第2版，じほう，2013より〕

ジクロロDACH白金〔低抗腫瘍活性〕に変換されますが，Clイオンの存在下で抗腫瘍活性の低いモノアクオモノクロロDACH白金やジクロロDACH白金が多くなります。このことからも，オキ

表2　オキサリプラチンの各種輸液製剤に配合後の残存率（％）
オキサリプラチン濃度：0.5mg/mL

	3時間	6時間	24時間
5％ブドウ糖注射液	100.34	100.31	99.48
生理食塩液	84.62	80.37	—
ソリタ®-T3号輸液	95.98	95.06	87.55
ソルデム®3A輸液	95.87	89.89	87.48

〔株式会社ヤクルト本社：エルプラット点滴静注液，インタビューフォーム
（2021年4月改訂，第15版）より〕

サリプラチンの希釈液はClイオンの存在がない5％ブドウ糖液とする必要があります（図2）。また，表2に各種輸液製剤に配合後のオキサリプラチン残存率を示します。

ゴロ合わせで覚えよう！

　同じ白金製剤でありながらシスプラチンとオキサリプラチンは希釈液が異なるので，またゴロ合わせでの覚え方を考えました。

「遠い沖にて，クロールで死す」
遠い…5％ブドウ糖液
沖…オキサリプラチン
クロール…Cl含有輸液
死す…シスプラチン

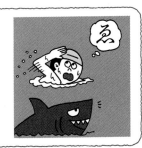

　ちょっと強引感があるゴロ合わせなので，シスプラチンは構造式を頭に入れたほうが覚えやすいかもしれません。また，白金製剤はアルミニウムと反応して沈殿物を形成し，活性が低下するの

第17話　Clイオンで安定化，不安定化～シスプラチン，オキサリプラチン

で，使用にあたってアルミニウムを含む医療用器具を用いないことにも注意が必要です。

まとめ

- シスプラチンは分子内にClイオンを有しておりClイオン濃度が高い輸液で安定なので生理食塩液で溶解。
- オキサリプラチンは塩化物含有溶液により活性が低下するため5%ブドウ糖液で溶解。
- 白金製剤の溶解液のゴロ合わせ：「遠い沖にて，クロールで死す」

💬 今回の雑談

シスプラチンは偶然の発見

　今回の本編でお話ししたシスプラチンは，日本では1984年の発売以来，現在でも化学療法で使用されている薬剤です。そのシスプラチンの発見は，1965年アメリカのミシガン州立大学の細菌学者バーネット・ローゼンバーグらが，細菌の増殖に対する電場の影響の研究で，大腸菌が分裂せず，通常の300倍もの長さのフィラメントを形成することを発見し，この原因が実験に用いた白金電極から電解質溶液中に溶出した白金化合物によるものであることを確認したことがきっかけです。その後，白金化合物が増殖の速いがん細胞の細胞分裂も阻害するかを検討するなかで，cis-di-amminedichloroplatinum（CDDP）が発見されました。

　なんだかフレミングが細菌培養のシャーレに青カビを発

生させてしまい，カビの周囲に細菌が繁殖しないことを発見したことにより，のちにペニシリンが開発されたことに似ていますね。ちなみにペニシリンという名称は，研究に使用された青カビの学名の *Penicillium chrysogenum* から名づけられました。

　シスプラチンもペニシリンも細菌の研究から開発されましたが，どうも細菌の研究者は潔癖症になってしまうようです。代表者を 2 名ご紹介します。

　まずは，フランスの微生物学者のルイ・パスツールです。ワインが腐る原因が微生物だということを発見し低温殺菌を考案したり，乳酸菌や酵母を発見したり，狂犬病ワクチンを発明しました。一方で，病原菌が人体に入り込んで病気を引き起こすと気づいたため，皿やグラスが少しでも汚れていたらきれいに拭き取り，また人との握手もためらったため当時は挙動不審だと思われたそうです。

　もう一人のパスツール顔負けの潔癖症は，文豪でかつ軍人で医師である第 11 話の雑談でも登場した森鷗外です。ドイツで衛生学やコッホに従事し細菌学を修めた鷗外は，生水を飲まないどころか果物も煮て食べたり，作っているときや皿に盛るときに細菌が入りやすいという理由でマヨネーズのような半固形の洋食を避けたりしました。さらには，浴場が細菌だらけという理由で，風呂に入らなかったそうです。もはや，潔癖症だか不潔だかわからないですね。

　細菌学者ではないのですが，ベートーベンも汚い上着を着て浮浪者と間違えられ警察に捕まったりした反面，手を念入りに洗う癖があったようです。

第17話　Clイオンで安定化，不安定化～シスプラチン，オキサリプラチン

新型コロナウイルスの感染対策などを考慮すると，現在ではパスツールの考えは正しいと思えますね。

　次回は，光分解のお話です。ちなみに，シスプラチンも光により分解するので直射日光を避けること。また，点滴時間が長時間に及ぶ場合には遮光して投与することとされています。お楽しみに！

【文　献】

・東海林　徹，他・監：注射薬配合変化Q&A―根拠でわかる注射・輸液配合時の事故防止対策 第2版．じほう，2013
・日本化薬株式会社：ランダ注，インタビューフォーム（2021年4月改訂，第19版）
・植村雅子，他：白金制がん剤の今とこれから．Biomedical Research on Trace Elements, 26：157-165, 2015
・日医工株式会社：シスプラチン注，インタビューフォーム（2021年4月改訂，第12版）
・株式会社ヤクルト本社：エルプラット点滴静注液，インタビューフォーム（2021年4月改訂，第15版）
・茨木　保：医学のひみつ（学研まんが―新・ひみつシリーズ）．学研プラス，2014
・左巻健男：世界一トホホな科学事典．西東社，2019
・真山知幸：ざんねんな偉人伝 それでも愛すべき人々．学研プラス，2017
・カルチャーランド：知識がひろがる！　おもしろ雑学1200．メイツ出版，2013

第18話

光に気をつける薬剤

遮光が必要

ウルトラマンが光の国から僕らのためにやってくるように，光には良いイメージがあります。しかし，光を侮ってはいけません。光に気をつけないといけない薬剤があります。

まずは，ビタミンです。特にビタミンA，B_2，B_{12}，Kなどは光によって分解するので，ビタミンを混合した輸液は遮光カバーが必要となります。ちなみに，ビーフリード®輸液は，透明な外袋ですが紫外線（UV）をカットする遮光機能があります。よって，ビーフリード®輸液に他の薬剤を混合せず，室内散乱光下で投与する場合は，遮光カバーをつける必要はありません。しかし，直射日光など光が強く当たる場合や，光分解されやすいビタミン剤などを混合した場合には，遮光カバーを用いるなど十分注意する必要があります。

ダカルバジンは，光による分解で5-diazoimidazole-4-carboxamide（Diazo-IC）が産生されることが，血管痛の原因と考えられています。添付文書でも，ダカルバジンの血管痛を防止する目的で「点滴静注する場合には，点滴経路全般を遮光して投与すること（遮光すると血管痛が軽減されたという報告がある）」とされています。この際，点滴バッグのみでなく，点滴ルートの遮光も必要となります。

表1　ファンガード®点滴用の溶解後の光安定性
溶解後の光安定性　　　　　　　　保存条件：遮光なし，室温，室内散光下（3,000ルクス）

含量/溶解液量	試験項目	溶解直後	6時間後	24時間後
50 mg（力価）/100 mL 生理食塩液	光分解物（％）	0.05未満	2.61	6.58
	力価残存率（％）	100	96.6	88.8
300 mg（力価）/100 mL 生理食塩液	光分解物（％）	0.05未満	0.70	2.52
	力価残存率（％）	100	98.7	96.7
50 mg（力価）/100 mL ブドウ糖注射液（5 w/v％）	光分解物（％）	0.05未満	1.14	4.46
	力価残存率（％）	100	98.0	93.6

〔アステラス製薬株式会社：ファンガード点滴用，インタビューフォーム（2020年12月改訂，第22版）より〕

　シスプラチンやイリノテカンの添付文書では，「本剤は，光により分解するので（光に不安定なので）直射日光を避けること。また，点滴時間が長時間に及ぶ場合には遮光して投与すること」と記載されています。

　ファンガード®点滴用の添付文書では，「光により徐々に分解するので直射日光を避けて使用すること。また，調製後，点滴終了までに6時間を超える場合には点滴容器を遮光すること。点滴チューブを遮光する必要はない。」と記載されています。ファンガード®点滴用の溶解後の光安定性を**表1**に示します。

　マイロターグ®点滴静注用は，日光を避け，安全キャビネット内の蛍光灯を遮蔽して，1バイアルに注射用水5 mLを加え溶解し，必要量を生理食塩液100 mLで希釈後は速やかに点滴バッグを遮光して投与することとされています。

　投与時に，遮光が必要な主な薬剤を**表2**に示します。

表2　投与時に遮光が必要な主な薬剤

販売名	一般名	添付文書の記載内容
アキャルックス点滴静注	セツキシマブサロタロカンナトリウム	本剤は光に不安定なので，常に遮光カバーで点滴静注バッグを被覆するとともに，本剤の投与を行う部屋の窓はカーテンやブラインド等で覆うこと。本剤の投与を中断する場合は，遮光カバーでインラインフィルター，チューブ等を被覆すること。
エネフリード輸液		ビタミンの光分解を防ぐため，遮光カバーを用いるなど十分に注意すること。
エルネオパNF輸液		ビタミンの光分解を防ぐため，遮光カバーを用いるなど十分に注意すること。
エンハーツ点滴静注用	トラスツズマブデルクステカン	点滴バッグを遮光すること。
オーツカMV注		ビタミンの光分解を防ぐため，遮光カバーを用いるなど十分に注意すること。
カンプト点滴静注	イリノテカン塩酸塩水和物	本剤は光に不安定なので直射日光を避けること。また，点滴時間が長時間におよぶ場合には遮光して投与すること。
ケイツーN静注	メナテトレノン	点滴静注する場合は，本剤の光分解を防ぐため，遮光カバーを用いるなど十分に注意すること。
ダカルバジン注用	ダカルバジン	本剤の血管痛を防止する目的で点滴静注する場合には，点滴経路全般を遮光して投与すること。（遮光すると血管痛が軽減されたという報告がある。）
トポテシン点滴静注	イリノテカン塩酸塩水和物	本剤は光に不安定なので直射日光を避けること。また，点滴時間が長時間におよぶ場合には遮光して投与すること。
ナルベイン注	ヒドロモルフォン塩酸塩	本剤をブドウ糖を含有する輸液に希釈して用いる場合，遮光すること。
ネオパレン輸液		ビタミンの光分解を防ぐため，遮光カバーを用いるなど十分に注意すること。
パレセーフ輸液		ビタミンの光分解を防ぐため，遮光カバーを用いるなど十分に注意すること。
パレプラス輸液		ビタミンの光分解を防ぐため，遮光カバーを用いるなど十分に注意すること。
ビーフリード輸液		ビタミンB_1の光分解は短時間では起こりにくいが，状況に応じて遮光カバーを用いるなど，注意すること。また，その他ビタミン剤等を混合した場合には，ビタミンの光分解を防ぐため，遮光カバーを用いる等，十分に注意すること。

（次頁へ続く）

（表2の続き）

販売名	一般名	添付文書の記載内容
ピタメジン静注用		ビタミンの光分解を防ぐため，遮光に留意すること。
ファンガード点滴用	ミカファンギンナトリウム	光により徐々に分解するので直射日光を避けて使用すること。また，調製後，点滴終了までに6時間を超える場合には点滴容器を遮光すること。点滴チューブを遮光する必要はない。
フルカリック輸液		ビタミンの光分解を防ぐため，遮光カバー（橙黄褐色ポリエチレン製カバー等）で輸液バッグを被覆して使用すること。
静注用フローラン	エポプロステノールナトリウム	投与中も遮光することが望ましい。
ベスポンサ点滴静注用	イノツズマブオゾガマイシン	本剤は，光の影響を受けやすいため，調製時，投与時は光（紫外線）を避ける。
マイロターグ点滴静注用	ゲムツズマブオゾガマイシン	本剤は光による影響を受けやすいため，遮光した点滴バッグを用いて投与すること。
マルタミン注射用		ビタミンの光分解を防ぐため，遮光カバーを用いるなど十分に注意すること。
メチコバール注射液	メコバラミン	光分解を受けやすいので，開封後直ちに使用するとともに，遮光に留意すること。
ランダ注	シスプラチン	本剤は，光により分解するので直射日光を避けること。また，点滴時間が長時間に及ぶ場合には遮光して投与すること。
注射用レザフィリン	タラポルフィンナトリウム	本剤は防腐剤を含まず光に不安定なので，溶解後は遮光し速やかに使用すること。
ワンパル輸液		ビタミンの光分解を防ぐため，遮光カバーを用いるなど十分に注意すること。

〔各医薬品添付文書より〕

ゴロ合わせで覚えよう！

そして，ゴロ合わせでの覚え方も考えました。

> 「バージンのAKB212のファンがマイCD入りのレーザー光
> 線で，ローランドのルックスがスポんとハーツになる」
> バージン…ダカル<u>バジン</u>
> AKB212…ビタミン<u>A</u>，ビタミン<u>K</u>，ビタミン<u>B₂</u>，<u>B₁₂</u>
> ファンが…<u>ファンガード</u>®
> マイ…<u>マイ</u>ロターグ®
> CD…シスプラチン（<u>CDDP</u>）
> 入りの…<u>イリノ</u>テカン
> レーザー…<u>レザ</u>フィリン®
> 光線…<u>光</u>
> ローランド…<u>フローラン</u>®
> ルックス…アキャ<u>ルックス</u>®
> スポん…ベ<u>スポンサ</u>®
> ハーツ…エン<u>ハーツ</u>®
> なる…<u>ナル</u>ベイン®

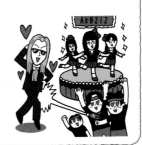

▌まとめ

・投与時に遮光が必要な薬剤のゴロ合わせ：「バージンのAKB212
のファンがマイCD入りのレーザー光線で，ローランドのルッ
クスがスポんとハーツになる」

前回の白金製剤は，アルミニウムを含む医療用器具を用いないことにも注意が必要でした。また，前々回のアミオダロン製剤は，ポリ塩化ビニル製の輸液セットなどの使用を避ける必要がありました。今回の遮光に関する注意など，病棟で業務を行う際にルート管理も重要です。そこで，次回からはルート管理などのお話をしたいと思います。

💬 今回の雑談

光に目もくらみBlinded by the Light

今回の本編は光のお話だったので，雑談も光のお話をしたいと思います。まず，光る生き物といえば蛍を思い浮かべます。実は，蛍の光る間隔は，関東で4秒に1回，中部あたりで3秒に1回，関西は2秒に1回と地域差があることをご存じでしょうか。

他にも光る生き物にクラゲがあります。下村脩先生は，オワンクラゲから発光タンパク質のイクオリンや紫外線を当てるだけで光る緑色蛍光タンパク質（green fluorescent protein；GFP）を発見し，ノーベル化学賞を受賞しました。そのGFPは，生きている細胞に組みこんで光らせることで，さまざまな研究で役立てられてきました。例えば，がん患者のがん細胞に入れることにより転移先での目印にするなど，医学や生命科学への応用に期待ができます。その下村先生が研究のために採取したクラゲの数は85万匹にもなるそうで，思わず目がくらみそうです。そんな下村先生の中学1年の終わりの成績が，302人中300番だったというの

も驚きです。

　次は，逆に神童の光にまつわるお話です。光が波のように進んでいく性質がある“光の波動説”や，人の目は赤，緑，青の3色の光に反応し，反応の割合の違いで黄や紫などさまざまな色を見分けている“光の3原則”を発見した科学者がトマス・ヤングです。トマス・ヤングは，なんと2歳で本が読め，4歳で聖書を読み，13歳でラテン語，ギリシャ語，イタリア語，フランス語が読め，14歳でヘブライ語，ペルシャ語，アラビア語，シリア語を習得した神童です。そんなヤングは，最初に医者になりましたが，不人気でやめてしまいました。その後，王立研究所の教員になりましたが，これまた授業が難しすぎて不評のため退職しました。神童といっても失敗はあるのですね。

　また，あのニュートンが光と色について論文を書いていたとき，少し部屋を離れた間に愛犬が机の脚にぶつかり，机の上のろうそくを倒し論文の束を燃やしてしまったということがありました。目の前で燃える論文を見て，目がくらんだのか，ショックで2年間研究することができず，10年かけて書き直したという失敗もあります。

　偉人達は失敗にくじけず，努力で光を導いているのですね。

　今回のオープニングは，ウルトラマンでした。次回の雑談は，おじさんと子どもたちが大好きなウルトラ怪獣のお話です。お楽しみに！

【文　献】

・東海林　徹，他・監：注射薬配合変化 Q&A―根拠でわかる注射・輸液配合時の事故防止対策 第2版．じほう，2013
・株式会社大塚製薬工場：医療関係者向け情報サイト；ビーフリード輸液の製品 Q&A（https://www.otsukakj.jp/med_nutrition/qa/dikj/product/000271.php?qaid=419）
・サンドファーマ株式会社：ダカルバジン注用100，添付文書（2021年11月改訂，第15版）
・日本化薬株式会社：ランダ注，添付文書（2021年4月改訂，第1版）
・株式会社ヤクルト本社：カンプト点滴静注，添付文書（2020年11月改訂，第22版）
・アステラス製薬株式会社：ファンガード点滴用，インタビューフォーム（2020年12月改訂，第22版）
・ファイザー株式会社：マイロターグ点滴静注用，添付文書（2020年5月改訂，第1版）
・カルチャーランド：知識がひろがる！　おもしろ雑学1200．メイツ出版，2013
・高橋うらら：夢をつかもう！　ノーベル賞感動物語．集英社，2016
・米村でんじろう：でんじろう先生の科学は爆発だ おもしろ科学者大図鑑．幻冬舎，2019
・いろは出版・編：失敗図鑑 偉人・いきもの・発明品の汗と涙の失敗をあつめた図鑑．いろは出版，2018

医療器具との配合変化

■ルート管理

今回から，薬剤と医療器具との配合変化のお話をします。注射調剤のときだけ配合変化に注意するのではなく，病棟などでのルート管理でも注意する必要があります。私はルートと聞くと，高原竜ヒドラが登場するウルトラマンの第20話「恐怖のルート87」を思い出します（詳細は「今回の雑談」でお話しします）。

輸液セットや経管栄養のチューブには，ポリ塩化ビニル（polyvinyl chloride；PVC）が一般的に使用されています。PVCは加工しやすく耐久性も優れ，なにより安価なのがその理由です。ただし，PVCは水道管に用いられるほど硬い素材なので，柔軟性をもたせるため可塑剤としてフタル酸ジ（2-エチルヘキシル）〔di（2-ethylhexyl）phthalate；DEHP〕が，従来使用されていました。

しかし，PVC製のチューブなどと薬剤には，次のような相互作用があります。

吸着…薬剤が輸液セットなど器具の表面に付着し，薬効が損失する。吸着の飽和により，吸着量が減少する。PVCなどが原因となる吸着の報告が，インスリンやG-CSF製剤，ジアゼパムなどである。
収着…薬剤が輸液セットなどの器具に溶け込み，薬効が損失する。

DEHPが原因となる。

溶出…輸液セットなどの器具に添加されたDEHPが，界面活性
　　　剤や溶解補助剤などの可溶化剤を含有する薬剤や脂溶性の
　　　薬剤により溶けだす。

　そのため，現在ではこれらの相互作用を防ぐために，DEHPフ
リーやPVCフリーの輸液セットやチューブなどが発売されてい
ます。

DEHPフリー…可塑剤としてDEHPの代わりにtrioctyl trimellitate
　　　　　　　（TOTM）を使用した器具。収着や溶出を抑えるこ
　　　　　　　とが可能。

PVCフリー…チューブの素材としてPVCの代わりにポリブタジエ
　　　　　　ン，ポリエチレン，シリコーンなどを使用。

　PVCやDEHPとの相互作用が添付文書に記載のある主な薬剤を
表1に示します。あまりにも数が多いので，覚えられないと諦め
てしまうかもしれません。しかし，現在では可塑剤にDEHPを使
用している輸液セットやチューブはほとんど使用されていません
ので安心してください。つまり，収着や溶出が発生する可能性が
少ないのです。よって，PVCで吸着を起こす薬剤に特に注意す
ればよいのです。

　吸着もPVCフリーの医療器具で防げばよいと思うかもしれま
せん。しかし，PVCフリーの医療器具は強度が劣り，さらに高価
なため経済面などの考慮が必要となります。また，例えばエトポ
シドの添付文書には，「本剤を希釈せずに用いると，ポリウレタン

表1　PVCやDEHPとの相互作用の記載が添付文書にある主な薬剤
PVCとの相互作用の記載がある主な薬剤

製品名	一般名	記載内容
アンカロン注	アミオダロン塩酸塩	ポリ塩化ビニル製の輸液セット等の使用を避けること。［アミオダロン塩酸塩はポリ塩化ビニル製の輸液セット等に吸着する。また、可塑剤としてDEHP［di-(2-ethylhexyl) phthalate］を含むポリ塩化ビニル製の輸液セット等を使用した場合DEHPが溶出する。］
サンディミュン点滴静注用	シクロスポリン	ポリ塩化ビニル（PVC）製の輸液容器・輸液セットの使用は避けること。シクロスポリンはポリ塩化ビニル製の容器・器具に吸着し、また、本剤に含まれるポリオキシエチレンヒマシ油によってポリ塩化ビニルの可塑剤であるジエチルヘキシルフタレート（DEHP）が溶出する。
ジェブタナ点滴静注	カバジタキセルアセトン付加物	ポリ塩化ビニル製の輸液バッグ及びポリウレタン製の輸液セットの使用は避けること。
ドルミカム注射液	ミダゾラム	本剤を乳酸リンゲル液と配合するときはポリ塩化ビニル製の輸液容器・輸液セットの使用は避けること。［乳酸リンゲル液で希釈した場合、ミダゾラムはガラス製容器には吸着しなかったが、ポリ塩化ビニル製の容器には吸着したとの報告がある。］
ニトロール注	硝酸イソソルビド	硝酸イソソルビドは、一般に使用されているポリ塩化ビニル製の輸液容器及び輸液セットに吸着するが、ガラス製、ポリエチレン製の容器、器具には吸着しない。
ノーモサング点滴静注	ヘミン	ポリ塩化ビニル（PVC）容器中ではガラス瓶や他のプラスチック容器中よりも早くヘミンが分解するので、希釈にはPVC容器を用いないことが望ましい。
プログラフ注射液	タクロリムス水和物	ポリ塩化ビニル（PVC）製の輸液セット等の使用は避けること。本剤に含まれるポリオキシエチレン硬化ヒマシ油60によってPVCの可塑剤であるジエチルヘキシルフタレート（DEHP）が溶出する。また、タクロリムスはPVC製の器具等に吸着する。
フロリードF注	ミコナゾール	ポリ塩化ビニル（PVC）製の輸液セット等の使用は避けること。［ミコナゾールはPVC製の器具等に吸着される。また、本剤に含まれるポリオキシエチレン硬化ヒマシ油60（HCO60）によってPVCの可塑剤であるジエチルヘキシルフタレート（DEHP）が溶出する。］
ミリスロール注	ニトログリセリン	ニトログリセリンは、一般的に使用されている塩化ビニル製の輸液容器及び輸液セット等に吸着し、投与量が正確に静脈内に投与されない。

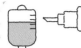

上記以外で，DEHP との相互作用の記載がある主な薬剤

販売名	一般名
アムビゾーム点滴静注用	アムホテリシン B
イノラス配合経腸用液	
イントラリポス輸液	ダイズ油
エネーボ配合経腸用液	
エネフリード輸液	
エルネオパ NF 輸液	
エレンタール配合内用剤	
エレンタール P 乳幼児用配合内用剤	
エンシュア・H	
エンシュア・リキッド	
オーツカ MV 注	
オンパットロ点滴静注	パチシランナトリウム
ケイツー N 静注	メナテトレノン
サンラビン点滴静注用	エノシタビン
ツインライン NF 配合経腸用液	
ディプリバン注	プロポフォール
トーリセル点滴静注液	テムシロリムス
ネオパレン輸液	
パルクス注	アルプロスタジル
ビーリンサイト点滴静注用	ブリナツモマブ
フェニルアラニン除去ミルク配合散「雪印」	
フルカリック輸液	
フロリード F 注	ミコナゾール
ベネフィクス静注用	ノナコグ　アルファ
ベプシド注	エトポシド
マルタミン注射用	
ミキシッド輸液	
ミリプラ動注用	ミリプラチン水和物
ラコール NF 配合経腸用液・半固形剤	
ラステット注	エトポシド
リピオドール 480 注	ヨード化ケシ油脂肪酸エチルエステル
リプル注	アルプロスタジル
ロイシン・イソロイシン・バリン除去ミルク配合散	
ロピオン静注	フルルビプロフェン　アキセチル
ワンパル輸液	

（詳細は各医薬品添付文書参照）

表2　ポリカーボネート製の輸液セットなどと相互作用のある主な薬剤

製品名	一般名
アミノフィリン静注	アミノフィリン水和物
注射用イホマイド	イホスファミド
イントラリポス輸液	
エネフリード輸液	
オルダミン注射用	モノエタノールアミンオレイン酸塩
サンディミュン点滴静注用	シクロスポリン
ディプリバン注	プロポフォール
ネオフィリン注	アミノフィリン水和物
パルクス注	アルプロスタジル
ブスルフェクス点滴静注用	ブスルファン
フロリードF注	ミコナゾール
ベプシド注	エトポシド
ミキシッド輸液	
ミリプラ動注用	ミリプラチン水和物
ラステット注	エトポシド
リピオドール注	ヨード化ケシ油脂肪酸エチルエステル
リプル注	アルプロスタジル
ロピオン静注	フルルビプロフェン　アキセチル

(詳細は各医薬品添付文書参照)

製のカテーテルでは，亀裂を生じ漏出するとの報告があるので，1.0 mg/mL以上の高濃度でのポリウレタン製のカテーテルの使用を避けること」と記載されています。やはり，PVCフリーの医療器具でも注意が必要な場合があります。

　他に薬剤と医療器具の相互作用として，ポリカーボネート製三方活栓のクラック（破損）があります。三方活栓自体が感染制御の観点から推奨されていませんが，脂肪乳剤，油性成分，界面活性剤，アルコールを含有した製剤（**表2**）の長時間の使用や，繰

り返しの締め付けにより劣化し破損が生じることがあるので注意が必要です。

　これら以外にも，薬剤と医療器具の相互作用はあります。薬剤を使用する際には，添付文書などをしっかり読むことが必要です。また，企業から薬剤や医療器具のデータを収集しても良いかもしれません。そうでないと，本当の恐怖が訪れるかもしれません。

▌まとめ

・薬剤と医療器具との相互作用にも注意が必要であり，ルート管理にも注意が必要である。
・吸着，収着，溶出やポリカーボネート製三方活栓のクラックなどの相互作用がある。
・収着や溶出の原因となるDEHPを使用している医療器具は現在汎用されていないので，特に吸着とポリカーボネート製三方活栓のクラックの原因となる薬剤に注意が必要となる。

💬 今回の雑談

恐怖のルート87

　今回は，本編に出てきたウルトラマン第20話「恐怖のルート87」のお話をします。ストーリーは，ルート87（国道87号線）で轢き逃げ事故により死亡したムトウアキラ少年の霊（個人的には地縛霊だと思っていますが，科学特捜隊の基地にも現れたので浮遊霊の要素もあり）が，伊豆大室山の“高原竜ヒドラ”（**図1**）に憑依し，国道87号線でトラックを次々に襲いだすという内容です。ウルトラマ

ンに心霊の要素があるのは，ある意味興味深いですが，一応円谷プロは子供向けに制作しています。

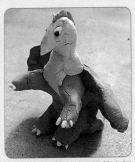

図1　高原竜ヒドラ風粘土細工（筆者作成）

　この憑依の状態は，医学的には解離性障害の一つと考えられています。そして，2012年アメリカのペンシルベニア大学で，憑依により意思とは関係なく文字を書いてしまう人を調べたところ，憑依状態で書いた文章のほうが，普段書いた文章より複雑で高度であり，そして憑依状態のときの脳は右脳と左脳の活動するバランスが大きくくずれ，脳のさまざまな活動が変化していたことがわかりました。つまり，憑依状態の脳の働きは鈍くなっているのではなく，積極的な状態になっていたとのことです。実際に，イギリスのローズマリー・ブラウン（1916～2001）という音楽霊媒師は，音楽の素人であったにもかかわらず，リストやショパンをはじめとする有名な作曲家の霊が憑依し，1960～1970年代に400曲以上を作曲したと主張し，その一部はレコードに録音され，楽譜として公刊されたということもありました。

さて，そのウルトラマンですが，地球にやってきて最初にしたことをご存じでしょうか？　なんと科学特捜隊のハヤタ隊員の操縦する飛行機と衝突死亡事故を起こしてしまうのです。その謝罪として，ウルトラマンはハヤタ隊員と一心同体となります。そして，最終回に宇宙恐竜ゼットンにウルトラマンが倒されてしまったことから，ウルトラ兄弟の長兄であるゾフィーによりハヤタ隊員とウルトラマンは分離され，ウルトラマンはM78星雲に帰り，ハヤタ隊員はゾフィーの持参した命により死後の世界から生還するのです。つまり，高原竜ヒドラの第20話だけでなく，初代ウルトラマンの全39話が交通事故後のストーリーなのです。

　そのハヤタ隊員は，ウルトラマンとの衝突事故以降の記憶がなくなっていましたが，生死をさまよい助かった人のなかには，肉体から魂が抜け横たわっている自分の姿やお花畑を見たとか，ご先祖様に会ったなどの臨死体験をしたという人がいます。この臨死体験は，人が死に近づいたときに，脳の中にエンドルフィンが出て死の苦痛を和らげる幻覚を見せているとか，血液中の酸素の量が急に減った影響で幻覚を見るなど，憑依同様に臨死体験も脳が関与しているのではないかという説もあります。

　さて，次回の雑談もウルトラ怪獣が登場します。お楽しみに！

【文　献】
・赤瀬朋秀，他・編：根拠からよくわかる注射薬・輸液の配合変化Ver2；基礎から学べる配合変化を起こさないためのコツとポイント．羊土社，2017
・東京都病院薬剤師会・編：目からうろこ　輸液栄養時におけるフィジカルアセスメ

ント・配合変化・輸液に用いる器具. 薬事日報社, 2014
・東海林　徹, 他：注射薬配合変化 Q&A―根拠でわかる注射・輸液配合時の事故防止対策 第2版. じほう, 2013
・河崎陽一, 他：輸液ライン・容器における吸着・収着・溶出. 薬局, 70：1743-1750, 2019
・四本裕子・監：ざんねん？　はんぱない！　脳のなかのびっくり事典. ポプラ社, 2020
・ローズマリー・ブラウン・著, 平川富士男・訳：詩的で超常的な調べ；霊界の楽聖たちが私に授けてくれたもの. 国書刊行会, 2014
・盛田栄一：空想法律読本1. メディアファクトリー, 2004

第19話　医療器具との配合変化

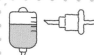

第20話

輸液フィルターとの配合変化

輸液フィルターの有用性

皆さんの施設で使用している輸液フィルターについて，その仕組みや役割をご存じでしょうか？　なんとなく使用していれば安心と思っていませんか？

まず，輸液フィルターの形状は平膜型と中空糸型があり，構造は薬液の濾過機能をもつ親水膜とライン内に混入した空気を抜く疎水性膜のエアーベントおよび支持体（ハウジング部）で成り立っています（図1）。

フィルターの役目の一つが，異物除去です。異物としてまず思いつくのが，アンプルカットによるガラス片やコアリングによるゴム片などです。また，一般的に使用される輸液フィルターの孔径は0.2μmなので，それより大きい細菌や真菌は通過することができず感染管理の役目もありますが，ウイルスやエンドトキシンは0.2μmより小さいので通過してしまいます（図2）。ただし，エンドトキシン除去機能を付加した輸液フィルターも市販されています。

また，配合変化により生じた異物も除去するので，第9話の雑談に登場したビーフリード®輸液と塩化Ca補正液の配合変化によるインシデントも，フィルターを使用していれば防げた可能性があります。医療安全の面からも，フィルターの使用が必要だと思います。

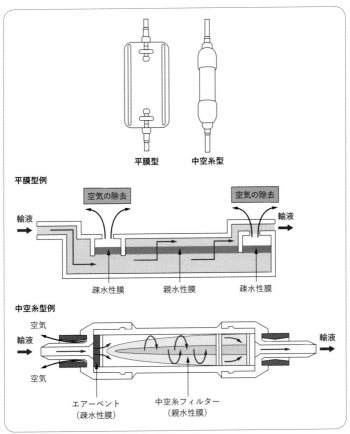

平膜型　　　　中空糸型

平膜型例

空気の除去　　　　　　　空気の除去

輸液　　　　　　　　　　　　　　　　　輸液

疎水性膜　　　親水性膜　　　疎水性膜

中空糸型例

空気

輸液　　　　　　　　　　　　　　　　　輸液

空気

エアーベント　　　中空糸フィルター
（疎水性膜）　　　（親水性膜）

図1　輸液フィルターの種類と構造

　フィルターのもう一つの役目として，ルート内に発生した空気を疎水性膜のエアーベントによって除去することがあります。患者さんによっては，ルート内に空気があると空気塞栓となって命にかかわると不安になることがありますが，フィルターがあれば

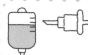

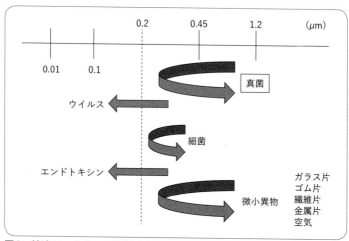

図2 輸液フィルターの異物除去
〔東海林　徹, 他・監：栄養サポートチームQ&A；患者ケアの基本は栄養管理から．じほう，2007より〕

空気を除去してくれます。ただし，エアーベント付フィルターは，ヒマシ油などの油性成分，界面活性剤またはアルコールなどの溶解補助剤などを含む薬剤を使用すると，エアーベントフィルターが親水化され，液漏れが発生することがあるので注意が必要です。

　このようにフィルターの必要性はご理解いただいたと思いますが，一方でフィルターの使用に注意を要する薬剤があります。例えば，イントラリポス®輸液などの脂肪含有製剤や血液製剤などは分子量が大きく目詰まりが起こります。その他，添付文書上フィルターに注意する主な薬剤の一例を**表1**に示します。

表1　フィルターの使用に注意が必要な主な薬剤の一例

販売名	一般名	添付文書上の記載事項
アブラキサン 点滴静注用	パクリタキセル （アルブミン懸濁型）	本剤投与時には，インラインフィルターは使用しないこと。
アムビゾーム 点滴静注用	アムホテリシンB	本剤の点滴投与時にインラインフィルターを使用しないこと（目詰まりを生じることがある）。
イミフィンジ 点滴静注	デュルバルマブ	本剤は，無菌の蛋白結合性の低い0.2又は0.22μmインラインフィルター（ポリエーテルスルホン製等）を使用して点滴静注すること。
ウィフガート 点滴静注	エフガルチギモド アルファ	ポリエチレン製又はポリ塩化ビニル製の孔径0.2μmインラインフィルターを用いて，希釈した溶液125mLを1時間かけて点滴静注する。
エネフリード輸液		本剤は，含有する脂肪が目詰まりするため，除菌用ファイナルフィルターを使用できない。
エンハーツ 点滴静注用	トラスツズマブ デルクステカン	0.2μmのインラインフィルター（ポリエーテルスルホン，ポリスルホン又は正電荷ナイロン製）を通して投与すること。
オンデキサ静注用	アンデキサネット アルファ	輸液ポンプ又はシリンジポンプを用い，蛋白結合性の低い0.2又は0.22μmのインラインフィルター（ポリエーテルスルホン製等）を通して投与すること。
オンパットロ 点滴静注	パチシラン ナトリウム	インラインフィルター（孔径1.2μm，PES）を含む輸液セットと専用の点滴ラインを使用すること。
カドサイラ 点滴静注用	トラスツズマブ エムタンシン	0.2又は0.22μmインラインフィルター（ポリエーテルスルホン製又はポリスルホン製）を通して投与すること。
ケイツーN静注	メナテトレノン	ファイナルフィルターを使用し点滴静注すると，通常より早くフィルターの目詰まりを起こす可能性がある。
サークリサ 点滴静注	イサツキシマブ	本剤の希釈液を投与する際は，ポリエーテルスルホン，ポリスルホン又はナイロン製のインラインフィルター（孔径：0.2又は0.22μm）を用いて投与すること。また，ポリウレタン，ポリブタジエン，ポリ塩化ビニル（DEHPの有無は問わない）又はポリエチレン製の投与セットを用いること。
ザルトラップ 点滴静注	アフリベルセプト ベータ	本剤は0.2ミクロンのポリエーテルスルホン製フィルターを用いて投与すること。ポリフッ化ビニリデン（PVDF）製又はナイロン製のフィルターは使用しないこと。

（次頁へ続く）

(表1の続き)

販売名	一般名	添付文書上の記載事項
ゼビュディ点滴静注液	ソトロビマブ	タンパク質低吸着性の0.2μmインラインフィルター（ポリエーテルスルホン製等）を使用することが望ましい。
セレザイム静注用	イミグルセラーゼ	0.2ミクロンの親水性ポリエーテルスルホン製メンブレンフィルターが付いた輸液セットを使用すること。微小異物除去用のろ過網が組込まれた輸液セットは、目詰まりを起こすため使用しないこと。
ダラザレックス点滴静注	ダラツムマブ	本剤の希釈液を投与する際は、パイロジェンフリー（エンドトキシンフリー）で蛋白結合性の低いポリエーテルスルホン、ポリスルホン製のインラインフィルター（ポアサイズ0.22μm又は0.2μm）を用いて投与すること。
チラーヂンS静注液	レボチロキシンナトリウム水和物	有効成分が吸着するため、インラインフィルターの使用は避けること。
ディプリバン注	プロポフォール	微生物ろ過フィルターを用いて本剤を投与しないこと［エマルジョンが破壊されることがある］。
ドキシル注	ドキソルビシン塩酸塩	本剤投与の際は、インラインフィルターを使用しないこと。また、投与ラインの急速なフラッシュは避けること。
ファンギゾン注射用	アムホテリシンB	本剤はコロイド溶液であり、1.0ミクロンより小さい孔径のインラインフィルターを使用すると、目詰まりを起こすことがあるので使用しないこと。インラインフィルターを使用する場合は、本剤の通過を確実にするために、1.0ミクロン以上の孔径のものを使用すること。
ブスルフェクス点滴静注用	ブスルファン	インラインフィルターを用いて、又は点滴用セットにフィルターを装着して本剤を投与する場合は、ポリエーテルスルホン製、ポリスルホン製又はポリエステル製のフィルターを使用すること。
プレバイミス点滴静注	レテルモビル	必ず0.2μmインラインフィルター（ポリエーテルスルホン、ポリスルホン又は正荷電ナイロン製）を使用して投与すること。
ベスポンサ点滴静注用	イノツズマブオゾガマイシン	ろ過する場合は、ポリエーテルスルホン（PES）製、ポリフッ化ビニリデン（PVDF）製又は親水性ポリスルホン（HPS）製のフィルターが望ましい。ナイロン製又は合成繊維素エステル（MCE）製のフィルターは使用しないこと。

（次頁へ続く）

（表1の続き）

販売名	一般名	添付文書上の記載事項
ベプシド注	エトポシド	本剤を希釈せずに用いると，セルロース系のフィルターを溶解するとの報告があるので，1.0mg/mL以上の高濃度でのセルロース系のフィルターの使用を避けること。
マイオザイム点滴静注用	アルグルコシダーゼ　アルファ	0.2ミクロンの親水性ポリエーテルスルフォン製メンブレンフィルターが付いた輸液セットを使用すること。微小異物除去用のろ過網が組込まれた輸液セットは，目詰まりを起こすため使用しないこと。
マイロターグ点滴静注用	ゲムツズマブオゾガマイシン	孔径1.2μm以下の蛋白結合性の低いメンブランフィルター（ポリエーテルスルフォン製等）を用いたインラインフィルターを通し末梢静脈又は中心静脈ラインを使用すること。
ミキシッド輸液		本剤は脂肪を配合しているため，除菌用ファイナルフィルターは使用できない（目詰まりする）。
ラステット注	エトポシド	本剤を希釈せずに用いると，セルロース系のフィルターを溶解するとの報告があるので，1.0mg/mL以上の高濃度でのセルロース系のフィルターの使用を避けること。
ラスリテック点滴静注用	ラスブリカーゼ	本剤を投与する際には，フィルターを使用しないこと。
レミトロ点滴静注用	デニロイキンジフチトクス	本剤投与時にはインラインフィルターは使用しないこと。

（詳細は各医薬品添付文書参照）

ゴロ合わせで覚えよう！

そこで，フィルターで目詰まりを生じるなど注意が必要な主な薬剤のゴロ合わせでの覚え方を考えました。

「白黒警備マニュアル，ラストにチラッとレトロに鬼ドキ」

白…白い薬剤（イントラリポス®，ミキシット®，エネフリード®，ディプリバン®，リプル®，ロピオン®，アブラキサン®など）

黒…グロブリン製剤

警…ケイツー®N

備…アムホテリシンB（アムビゾーム®，ファンギゾン®）

マニ…20%マンニットール

アル…アルブミン製剤（アブラキサン®など）

ラスト…ラスリテック®

チラッと…チラーヂン®S

レトロ…レミトロ®

鬼…オニバイド®

ドキ…ドキシル®

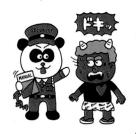

　チラーヂン®Sは目詰まりでなく，吸着のためにインラインフィルターの使用を避けますが，一緒に覚えるように加えました。20%マンニットールは，結晶化を生じるので輸液フィルターの目詰まりに注意が必要ですが，マンニットールSは結晶化の可能性が少ないといわれています。

　他にも，エトポシド（ラステット®注，ベプシド®注）は希釈せずに用いると，セルロース系のフィルターを溶解するとの報告があり，1.0mg/mL以上の高濃度でのセルロース系フィルターの使用を避ける必要があります。

　また，デキストラン製剤やヒドロキシエチルデンプン含有製剤（HES製剤）など粘性の高い輸液は，フィルターの通過が可能で

も，フィルターの装着により滴下速度が遅くなることがあるので，急速投与時はフィルターの装着を推奨しない薬剤もあります。他に，G-CSF製剤やインスリン，ニトログリセリンなどフィルターへの吸着の報告がある薬剤もあります。

　これらの薬剤以外でも，フィルターの使用に注意を要する薬剤があります。投与の際は，添付文書などを確認しましょう。

まとめ

・フィルターで目詰まりを生じるなど注意が必要な主な薬剤のゴロ合わせ：「白黒警備マニュアル，ラストにチラッとレトロに鬼ドキ」

　輸液フィルターは，ファイナルフィルターといわれることがあります。そして，月刊薬事での連載も今回がファイナル（最終回）でした。ゆる〜くゴロ合わせで配合変化を覚えていただき，今後の業務に活かしてください。

今回の雑談

2020年の挑戦

　2020年9月から月刊薬事で「ゆる〜く覚える配合変化」の連載を開始しました。私にとって初めての連載であり，まさに2020年の挑戦でした。そして，現在から半世紀以上前の1966年にもウルトラQの19話で「2020年の挑戦」というタイトル回の放送がありました。ストーリーは，当時から約55年後の2020年の科学をもつケムール星では医

学の進歩で500歳まで生きることができるようになったけれど，高齢化による肉体の衰えを解決するために誘拐怪人ケムール人（**図3**）が地球の若者をさらいに来るという内容です。

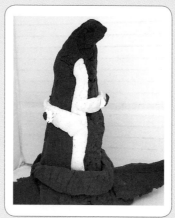

図3　誘拐怪人ケムール人風粘土細工
（筆者作成）

　しかし，現実の2020年は，アスリートたちが記録への挑戦をするはずの東京オリンピックが開催されず，新型コロナウイルスへの挑戦となった1年となりました。その2020年を象徴する科学の進歩は，新型コロナワクチンの開発ではなかったでしょうか。そのワクチン開発の歴史で欠かせない人物が，第17話にも登場したルイ・パスツールです。パスツールが発明したワクチンで特に有名なものの一つに狂犬病ワクチンがあります。1885年のある日，狂犬病の犬に噛まれた少年が訪れます。パスツールにとって「人に使用

するとなると手が震えてしまうだろう」という段階でしたが、少年に狂犬病ワクチンを接種し、命を助けます。その後、狂犬病ワクチンは多くの命を助けました。そして時代は流れ、第二次世界大戦でパリに侵攻したドイツ軍がパスツール研究所でパスツールの墓を暴こうとした際に、研究所を守ろうとした守衛がドイツ軍に鍵を渡すまいと自ら命を絶ちました。その守衛が、なんと55年前に狂犬病ワクチンで命が助かった少年だったのです。

　また、日本では江戸時代に牛から作られた種痘（天然痘ワクチン）は「打ったら牛になる」という噂が流れたので、緒方洪庵が無料でワクチン接種ができる施設（除痘館）を開設し安全性を示し、さらに種痘所を全国186カ所に広めました。現在の新型コロナウイルスワクチン接種会場のようで、やっぱり歴史は繰り返されていると思えます。

　さて、ウルトラQの「2020年の挑戦」に話を戻します。なぜ、ケムール星では500歳まで寿命を延ばすことができたのでしょうか？　ストーリーでは、内臓移植、再生医療、人工血液などの医学の進歩によるものとされています。そして現在の医学でも、内臓移植を含む臓器移植は行われています。また、iPS細胞による再生医療および血小板の大量調製が可能になったという報告もあります。なんと、円谷プロは55年後の未来を予言していたのです。私たち医療者も、円谷プロのように未来に目を向けた業務を行っていければよいかと思います。

　結局、東京オリンピックは「やめることは一番簡単なこと、楽なことだ。挑戦するのが役割だ」という考えから、ま

さに2021年の挑戦として開催されました。そして，私たち
も先手先手で挑戦しつづけなければ将来にわたって安心・
安全な業務をスガスガしく行えないと思います。

【文　献】

・東海林　徹，他：注射薬配合変化Q&A—根拠でわかる注射・輸液配合時の事故防
止対策 第2版．じほう，2013
・赤瀬朋秀，他：根拠からよくわかる注射薬・輸液の配合変化Ver2．羊土社，2017
・東京都病院薬剤師会・編：目からうろこ 輸液栄養時におけるフィジカルアセスメ
ント・配合変化・輸液に用いる器具．薬事日報社，2014
・松山賢治，他・監：注射薬Q&A—注射・輸液の安全使用と事故防止対策 第2版．
じほう，2013
・株式会社大塚製薬工場：医療関係者向け情報サイト；医療用医薬品（輸液，ラコール，
ツインライン等）・医療機器に関するよくある質問と回答（https://www.otsukakj.jp/
med_nutrition/qa/dikj）
・岩堀禎廣・監：成功？　失敗!?　科学のびっくり伝説超百科．ポプラ社，2020
・日本医療研究開発機構ホームページ：生体内の血液乱流の模倣が巨核球から血小
板の生成を促進（https://www.amed.go.jp/2018_seikasyu_04-01.html）

第21話

双方の薬剤の情報の確認が必要 〜ヘパリン

■ヘパリンと配合不可の薬剤

　さて，ここからは月刊薬事の連載からのスピンオフとなりますので，月刊薬事を毎号愛読していただいた方々にも，本書を読んでいただく価値があります。ただ，これまででネタを出し尽くした感がありますので，ない頭脳をフル回転させて執筆しました。少々強引な展開になりますが，ご了承ください。

　ということで，今回は，これまでに目にする機会の多かった薬剤の一つであるヘパリンのお話にします。例えば，第14話のフサン®，エフオーワイ®の回では，「抗菌ある網でパリンとそってタンパク分解」のゴロ合わせで"パリン"となったり，第15話のニューキノロン系抗菌薬の回では「単独で走るビックなラビットは，へばってふらつく」のゴロ合わせで"へばったり"して登場しましたし，第12話のハンプ®の配合変化にも登場しました。

　ヘパリンの歴史は古く，1916年ジェイ・マクリーンによって，心臓と肝臓から血液凝固阻止物質が分離され，ウィリアム・ヘリン・ハウエルとルーサー・エメット・ホルトが1918年にヘパリンと命名しました。1936年ゴードン・マレーらがヘパリンで術後の

表1　ヘパリンNa注「モチダ」の配合不可

可能な全ての組合わせについて検討されているわけではないが，以下の薬剤との配合は不可である。

商品名（一般名）	配合比 被配合薬： ヘパリン	配合時外観	
		直後	3時間後
コントミン （クロルプロマジン塩酸塩）	1：1	乳白色懸濁	同左
ゲンタシン （ゲンタマイシン硫酸塩）	1：1	白濁	油層分離
パニマイシン※1 （ジベカシン硫酸塩）	1：1	白濁	油層分離
アドリアシン※2 （ドキソルビシン塩酸塩）	1：1	赤橙色澄明	赤橙色懸濁
コスメゲン※3 （アクチノマイシンD）	1：1	黄色懸濁	結晶折出
ソルコーテフ （ヒドロコルチゾンコハク酸エステルナトリウム）	1：1	無色澄明	結晶折出

※1）1Vを注射用蒸留水1mLに溶解
※2）1Vを注射用蒸留水8mLに溶解
※3）1Vを注射用蒸留水1.1mLに溶解

〔持田製薬株式会社：ヘパリンNa注「モチダ」．インタビューフォーム（2020年3月，改訂第6版）より〕

静脈血栓の治療を試み，1937年クラレンス・クラフォードが血栓予防でその効果を認め，以後ヘパリンは血栓症の予防と治療などに広く使用されるようになりました。

　表1は，そのヘパリンNa注「モチダ」のインタビューフォームにある他剤との配合が不可の薬剤です。ここには，コントミン®，ゲンタシン®，パニマイシン®，アドリアシン®，コスメゲン®，ソル・コーテフ®が記載されています。また，ヘパリンナトリウム注「ニプロ」のインタビューフォームには，「本剤は中性付近においてカチオン性で大分子量の薬物と沈殿を生じる。本品の変化点はpH 1.3～1.7であるため，強酸性の注射剤との混合には注意を要する。輸液との配合では室温においてブドウ糖，乳酸を含

有する場合，ヘパリンナトリウムは不活化される場合があるとの報告もある。本剤は，抗ヒスタミン剤と試験管内で混合すると反応し沈殿を生じることがあるので，混注は避けること。」と記載されています。

次に，**表2**にヘパリンNaロック用シリンジ「オーツカ」のインタビューフォームの「他剤との配合変化」で外観変化がみられた薬剤を示します。こちらにはソセゴン®，アタラックス®-P，ドブトレックス®，プロタミン®，エフオーワイ®，フサン®，アドリアシン®，ファルモルビシン®，バンコマイシン，アミカシン，トブラシン®，ゲンタシン®，パニマイシン®，エリスロシン®，ファンギゾン®が記載されています。

気が付いた人がいるかも知れませんが，ヘパリンNa注「モチダ」とヘパリンNaロック用シリンジ「オーツカ」のどちらにも掲載されている薬剤は，アドリアシン®，ゲンタシン®，パニマイシン®だけです。これには，ヘパリンNa注「モチダ」とヘパリンNaロック用シリンジ「オーツカ」の濃度や組成が違うことが要因の一つの可能性もあります。

そして，**表3**にヘパリンとの混合で配合変化の報告がある主な薬剤を一覧にしました。添付文書にヘパリンとの配合変化の記載がある薬剤には，○印をつけています。なお，△印のドブトレックス®，ペルジピン®の添付文書にはヘパリンとの配合変化の記載はありませんが，後発医薬品の添付文書にヘパリンとの配合変化の記載があります。

ここでおわかりになると思いますが，各製品の情報が統一されていません。そのため，配合変化は混合する双方の薬剤の情報を調べなくてはなりません。今回は，ヘパリンを一例としましたが，

表2　ヘパリンNaロック用10単位/mL・100単位/mLシリンジ「オーツカ」の配合不可

配合薬 （会社名）	配合薬の 調製条件 （　）内は 液剤の原液	経時変化	
		外観	
		直後	24時間後
ソセゴン注射液15mg （アステラス）	（15mg/1mL）	白色混濁	白色混濁
アタラックス-P注射液（25mg/mL） （ファイザー）	（25mg/1mL）	白色混濁	白色混濁
アタラックス-P注射液（50mg/mL） （ファイザー）	（50mg/1mL）	白色混濁	白色混濁
ドブトレックス注射液100mg （塩野義）	（10mg/5mL）	白色混濁	白色混濁
ノボ・硫酸プロタミン静注用100mg （持田）	（100mg/10mL）	白色混濁	白色混濁
注射用エフオーワイ100（小野）	100mg/ 注射用水5mL	白色混濁	白色混濁
注射用フサン10（鳥居）	10mg/ 注射用水1mL	白色混濁	白色混濁
	10mg/ 生食100mL	白色混濁	白色混濁
アドリアシン注用10 （協和発酵キリン）	10mg/ 注射用水5mL	赤色混濁	赤色混濁
	30mg/ 生食100mL	赤橙色混濁	赤色混濁
ファルモルビシン注射用10mg （ファイザー＝協和発酵キリン）	10mg/ 注射用水5mL	赤色混濁	赤色混濁
	100mg/ 生食100mL	赤色混濁	赤色混濁
塩酸バンコマイシン点滴静注用0.5g （塩野義）	0.5g/ 注射用水10mL	白色混濁	白色混濁
	1.0g/ 生食100mL	無色澄明	白色混濁
硫酸アミカシン注射液100mg 「日医工」（日医工）	（100mg/1mL）	白色混濁	白色混濁
硫酸アミカシン注射液200mg 「日医工」（日医工）	（200mg/2mL）	白色混濁	白色混濁
トブラシン注60mg （東和薬品＝ジェイドルフ）	（60mg/1.5mL）	白色混濁	白色混濁

（次頁へ続く）

（表2の続き）

配合薬（会社名）	配合薬の調製条件（　）内は液剤の原液	経時変化 外観	
		直後	24時間後
トブラシン注90 mg（東和薬品＝ジェイドルフ）	（90 mg/1.5 mL）	白色混濁	白色混濁
ゲンタシン注40（MSD）	（40 mg/1 mL）	白色混濁	白色混濁
ゲンタシン注60（MSD）	（60 mg/1.5 mL）	白色混濁	白色混濁
パニマイシン注射液50 mg（Meiji Seika）	50 mg/注射用水1 mL	白色混濁	白色混濁
	100 mg/生食100 mL	白色混濁	白色混濁
エリスロシン点滴静注用500 mg（アボット）	500 mg/注射用水10 mL	白色混濁	白色混濁
ファンギゾン注射用50 mg（ブリストル・マイヤーズ）	50 mg/注射用水10 mL	黄色混濁	黄色混濁
	50 mg/5％糖液500 mL	微黄色混濁	微黄色混濁

詳細は各医薬品添付文書参照

〔株式会社大塚製薬工場：ヘパリンNaロック用シリンジ「オーツカ」，インタビューフォーム（2016年1月改訂，第8版）より〕

すべての薬剤にいえることです。もちろん，すべての薬剤を調べ上げるには多大な時間が必要であり，個人レベルではできるとは思えません。

　一言かっこつけて言わせていただければ，せめて添付文書に記載がある事例は双方の添付文書に反映されるべきではないかと思いますがいかがでしょうか？

▌まとめ

・配合変化は混合する双方の薬剤を調べる必要がある。

表3 ヘパリンとの混合で配合変化の報告がある主な薬剤

商品名	一般名	添付文書記載
アクチバシン注	アルテプラーゼ	
アクラシノン注射用	アクラルビシン塩酸塩	
アドリアシン注用	ドキソルビシン塩酸塩	
ヴェノグロブリンIH静注	ポリエチレングリコール処理人免疫グロブリン	
注射用エフオーワイ	ガベキサートメシル酸塩	
クラビット点滴静注	レボフロキサシン水和物	○
グルトパ注	アルテプラーゼ	
クロダミン注	クロルフェニラミンマレイン酸塩	○
ケイツーN静注	メナテトレノン	○
ゲンタシン注	ゲンタマイシン硫酸塩	○
注射用サイメリン	ラニムスチン	
シプロキサン注	シプロフロキサシン	
シベノール静注	シベンゾリンコハク酸塩	
シンビット静注用	ニフェカラント塩酸塩	
ソル・メドロール静注用	メチルプレドニゾロンコハク酸エステルナトリウム	
ダカルバジン注用	ダカルバジン	○
ドブトレックス注射液・キット点滴静注用	ドブタミン塩酸塩	△
トブラシン注	トブラマイシン	
ドルミカム注射液	ミダゾラム	
ネオレスタール注射液	クロルフェニラミンマレイン酸塩	○
ノクサフィル点滴静注	ポサコナゾール	
ノバントロン注	ミトキサントロン塩酸塩	○
パズクロス点滴静注液*	パズフロキサシンメシル酸塩	
パルクス注	アルプロスタジル	
バンコマイシン塩酸塩点滴静注用「MEEK」	バンコマイシン塩酸塩	
ハンプ注射用	カルペリチド	○
ビスミラー注	クロルフェニラミンマレイン酸塩	○

（次頁へ続く）

（表3の続き）

商品名	一般名	添付文書記載
ピノルビン注射用	ピラルビシン	
ファルモルビシン	エピルビシン塩酸塩	
注射用フサン	ナファモスタットメシル酸塩	
ペルジピン注射液	ニカルジピン塩酸塩	△
ポララミン注	d-クロルフェニラミンマレイン酸塩	○
メキシチール点滴静注	メキシレチン塩酸塩	○
メロペン点滴用	メロペネム水和物	
ラスビック点滴静注キット	ラスクフロキサシン塩酸塩	○
ロピオン静注	フルルビプロフェン アキセチル	

△は後発医薬品の添付文書にヘパリンとの配合変化の記載あり。
＊：ヘパリンNaロック用100単位/mLシリンジ10mL「ニプロ」で24時間後析出
〔各医薬品付文書／石井伊都子・監：注射薬調剤監査マニュアル2021，
エルゼビア・ジャパン，2020より作成〕

💬 今回の雑談

ブラック・ジャックが使用した薬剤

　医療漫画の代表として，1973～1983年に連載された手塚治虫先生のブラック・ジャックがあげられます。医師免許をもたず，法外な金額を請求する天才外科医のブラック・ジャックは，畸形嚢腫からピノコを作り出したり，イルカやイリオモテヤマネコの他に幽霊や宇宙人，さらには現在でいう医療AIロボットを手術したりもします。そのようなSFタッチな面と同時に，大阪帝国大学附属医学専門部（現大阪大学医学部）卒の手塚先生の知識を生かしたリアルな面ももったストーリーとなっています。また，同じ天才外科医の大門未知子と違い，時には失敗もします。そのリアルな一面として，ブラック・ジャックの作品中に登場

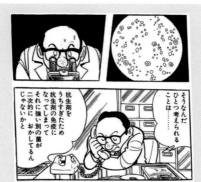

〔手塚治虫：ブラック・ジャック．秋田書店，1977より〕

した主な薬剤と登場回を**表4**に示します。約40年前の作品ですが，現在でも使用されている薬剤が登場しており，今回の本編に登場したヘパリンもブラック・ジャックが使用しています。

ブラック・ジャックは，父親とその子どもとともに倒壊したデパートのエレベーターに閉じ込められ3人に酸素欠乏の危機が迫ったときに，負傷して瀕死の父親にインスリンを大量注射し仮死状態にすることで危機から脱出するという，とても真似できないストーリーもあります。

さらには，ちょっとニュアンスが微妙ですが耐性菌が登場するストーリーもあります（**図1**）。厚生労働省が薬剤耐性（antimicrobial resistance；AMR）対策アクションプランを決定したのが2016年なので，手塚先生は未来を見ていたのではないかと思います。未来を予言したといえば，第223話「もらい水」の回で，東北地方一帯の地震の場面がありますが，この場所と日付と時間とマグニチュー

表4　ブラック・ジャック作品に登場した主な薬剤一覧

薬剤名	登場回	ブラック・ジャック使用
アクチノマイシン（D）	ミユキとベン，侵略者（インベイダー）	○
アスピイン*	コレラさわぎ	
アドレナリン	ある老婆の思い出	
イムラン	ペンをすてろ！	
インスリン	閉ざされた三人	○
エリスロマイシン	浦島太郎	○
オリーブ油	命のきずな	○
カルシウム剤	ピノコ西へ行く	
キシロカイン	過ぎさりし一瞬，骨肉，六等星，浮世風呂	○
ジギタリス	死への一時間，六等星，虚像	○
笑気ガス	命のきずな	○
スポンジェル	獅子面病	○
ソフラチュール	骨肉	○
テオフィリン	報復	
テトラサイクリン	おとずれた思い出，きみのミスだ！	○
ネオフィリン	信号	
ノルアドレナリン（ノルエピネフリン）	過ぎさりし一瞬，白い目，きみのミスだ！	○
ハイドロコーチゾン	白い目，話し合い	○
ビタミンC	がめつい同志	○
ビタミンK	がめつい同志	○
フェノバール（フェノバルビタール）	おとずれた思い出，浦島太郎	○
ブドウ糖点滴	しめくくり	○
プレドニン（プレドニゾロン）	浦島太郎，夜明けのできごと，山猫少年	○
プロカイン	二つの愛，タイムアウト，動けソロモン	○
ペニシリン	ときには真珠のように，命のきずな，きみのミスだ！	○

（次頁へ続く）

（表4の続き）

薬剤名	登場回	ブラック・ジャック使用
ヘパリン	過ぎさりし一瞬	○
マンニット20%	夜明けのできごと	○
6-メルカプトプリン（6-MP）	ミユキとベン，ベンをすてろ！	○
モルヒネ	虚像	
リンの吸収抑制剤	ピノコ西へ行く	
レセルピン	満月病	
ワゴスチグミン	座頭医師	

○はブラックジャックが使用した薬剤
＊：アスピインはアスピリン，スポンジェルはスポンゼルと推測。

> ドが2008年6月14日午前8時43分に発生したマグニ
> チュード7.2の岩手・宮城内陸地震とほぼ一致しています。
> その他にも第66話「火と灰の中」の回では，架空の雄叫
> 山（おたけび山）の噴火のシーンがあり，これも山の名前
> が2014年の御嶽山噴火を連想してしまいます。
> 　手塚先生は漫画の才能や医学の知識だけでなく，予知能
> 力もあったことに驚きを隠せません。

　今回の雑談は，医学的知識がある漫画家の手塚治虫先生のお話
でした。次回の雑談も天は二物を与えたお話になります。お楽し
みに！

【文　献】
・石井伊都子・監：注射薬調剤監査マニュアル2021．エルゼビア・ジャパン，2020
・持田製薬株式会社：ヘパリンNa注「モチダ」，インタビューフォーム（2020年3月，改訂第6版）
・ニプロ株式会社：ヘパリンナトリウム注「ニプロ」，インタビューフォーム（2016

年1月改訂，第2版)
・株式会社大塚製薬工場：ヘパリンNaロック用「オーツカ」，インタビューフォーム
（2016年1月改訂，第8版）
・手塚治虫：BLACK JACK（秋田文庫）．1～17，秋田書店
・中野晴行・編：BLACK JACK ザ・コンプリート・ダイジェスト．秋田書店，2018

第22話

鉄剤の配合変化〜フェジン®, フェインジェクト®, モノヴァー®

鉄剤の希釈

　それまで注射用鉄剤は，体内での鉄イオン化による急性中毒反応のため実用に至りませんでしたが，1947年ヨセフ・アブラハム・ニシムがコロイド性鉄剤である含糖酸化鉄の静脈内注射用製剤を開発しました。日本では，吉富製薬が理化学的に均一で安定な製剤化に成功したため，1961年に現在のフェジン®静注が販売開始されました。

1．フェジン®静注

　コロイド性の鉄剤であるフェジン®静注（含糖酸化鉄）は，いったん免疫系に取り入れられ，ここで徐々に解離してトランスフェリンの形となり，骨髄に運ばれヘモグロビンの合成に利用されます（**図1**）。

　現在でも，鉄欠乏性貧血に使用されるフェジン®静注は，pH 9.0〜10.0で安定なコロイド製の鉄剤なので，製剤を不安定にしたり化学変化を起こさせるような電解質や，酸化還元を促進する薬剤や酸などと配合すると沈殿を生じます。

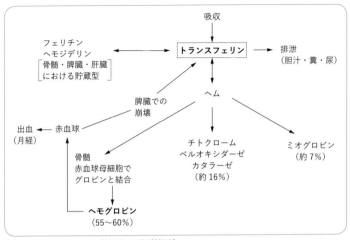

図1　フェジン®の代謝部位と代謝経路
〔日医工株式会社：フェジン静注，インタビューフォーム（2021年6月改訂，第8版）より〕

　例えば，フェジン®静注を生理食塩液で希釈すると，pHの変動
や電解質の影響によりコロイド状態が不安定となり，遊離した鉄
イオンが多量に生じ，生体組織に直接作用し，発熱，悪心，嘔吐
などの原因となる可能性があります。そのため，フェジン®静注を
希釈する場合は，通常，用時10～20%のブドウ糖液で5～10倍に
することとされています。フェジン®静注とブドウ糖液の配合デー
タを表1に示します。

　また，pH変動試験では，フェジン®静注はpH 4.71より酸性側
で混濁や結晶析出しています（図2）。そして，フェジン®静注を
側管から投与する場合も，他剤との配合によってコロイド状態が
不安定になる可能性があるので，主管を止めてフェジン®静注の
投与前後に10～20%のブドウ糖液で洗浄し，他剤と混ざらないよ

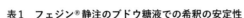

表1 フェジン®静注のブドウ糖液での希釈の安定性

希釈液	試験項目	ブドウ糖液10 mLで希釈		ブドウ糖液20 mLで希釈	
		希釈直後	24時間後	希釈直後	24時間後
10%ブドウ糖液	外観	暗赤色,粘性の水溶液	暗赤色,粘性の水溶液	暗赤色,粘性の水溶液	暗赤色,粘性の水溶液
	pH	9.57	9.17	9.37	9.02
20%ブドウ糖液	外観	暗赤色,粘性の水溶液	暗赤色,粘性の水溶液	暗赤色,粘性の水溶液	暗赤色,粘性の水溶液
	pH	9.27	8.99	9.02	8.79

〔日医工株式会社:フェジン静注,インタビューフォーム(2021年6月改訂,第8版)より〕

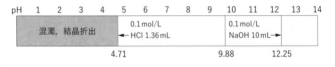

フェジン静注40mg 1管(2mL)に酸・アルカリを加え,変化点又は最終pHを求めた。

販売名	試料pH	0.1 mol/L HCl(A)mL 0.1 mol/L NaOH(B)mL	最終pH又は変化点	移動指数	変化所見
フェジン静注40mg [Lot.No.HK0802]	9.88	(A) 1.36	4.71	5.17	混濁,結晶折出
		(B) 10.0	12.25	2.37	なし

pH 1 2 3 4 5 6 7 8 9 10 11 12 13 14

| 混濁,結晶折出 | 0.1 mol/L HCl 1.36 mL ← | 0.1 mol/L NaOH 10 mL→ | |

4.71   9.88   12.25

図2 フェジン®静注のpH変動試験およびpH変動スケール
〔日医工株式会社:フェジン静注,インタビューフォーム(2021年6月改訂,第8版)より〕

うにすることが推奨されています。

　さらに,血管外に漏出しないように十分注意する必要があります。血管外に漏出すると漏出部位周辺に色素沈着を起こし,疼痛,知覚異常,腫脹などの局所刺激を起こすことがあります。このような場合には,温湿布を施し(疼痛,腫脹などの急性炎症症状が強い場合には冷湿布により急性症状が治まった後),マッサージなどで吸収を促進させるなど適切な処置を行う必要があります。

2. フェインジェクト®静注

　フェインジェクト®静注（カルボキシマルトース第二鉄）は，鉄過剰に陥らないよう，計算された総投与鉄量をできるだけ短期間で投与し，必要量に達すれば治療を打ち切ることが望ましいことから，1回あたり鉄500 mgの投与が可能で週1回1～3回の投与で治療が終了する水和された酸化第二鉄とデキストラン非含有カルボキシマルトースとの複合体として開発されました。なんと，フェジン®静注から約60年後の2020年に発売されました。フェインジェクト®静注の作用機序を図3に示します。

　投与方法は，「1回あたり鉄として500 mg（1バイアル）を週1回，緩徐に静注又は点滴静注する。総投与量は，患者の血中ヘモグロビン値及び体重に応じるが，上限は鉄として1,500 mg（3バイアル）」となっています。

　そして，今回のメインである希釈方法は，「他の薬剤と配合しないこと。希釈する場合は，1バイアルあたり100 mLの生理食塩液で用時希釈し，生理食塩液以外の輸液は使用しないこと。鉄として2 mg/mL未満に希釈してはならない」とされています。ちなみに，2 mg/mL未満に希釈すると，多核鉄（Ⅲ）水酸化物とカルボキシマルトースとの間の平衡が妨げられ，溶液のpH低下や多核鉄（Ⅲ）成分が分子量の大きい沈殿物を形成する可能性があります。

3. モノヴァー®静注

　2022年3月28日に製造販売承認を取得したモノヴァー®静注は，フェジン®静注およびフェインジェクト®静注と比べて，低リン血症の発現割合が低く，また長期的な低リン血症は認められてい

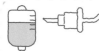

フェインジェクト®はマクロファージに取り込まれて分解された後，鉄はトランスフェリンと結合して体内を循環する。トランスフェリンに結合した鉄は骨髄にて赤芽球に取り込まれ，ヘモグロビン合成に利用される。

フェインジェクト® ┌ カルボキシマルトース ┐
└ 水酸化第二鉄（中心核）┘

α-アミラーゼによる
部分的な分解

トランスフェリン

不安定鉄

マクロファージ

●：鉄
○：酸素

ヘモジデリン

Fe^{3+}
Fe^{2+}

Steap3

エンドソーム

DMT1

フェリチン
(Fe^{3+})

Fe^{2+}

LIP

フェロポーチン

Fe^{2+}　　　Fe^{3+}

トランスフェリン

セルロプラスミン

骨髄や肝臓などに移行

DMT1：Divalent Metal Transporter 1
LIP：labile iron pool
Steap3：six-transmembrane epithelial antigen of prostate 3

図3　フェインジェクト®静注の作用機序
〔ゼリア新薬工業株式会社：フェインジェクト静注，インタビューフォーム（2021年9月改訂，第4版）より〕

ないことから，静注鉄剤特有の低リン血症によるリスクを回避して鉄欠乏性貧血の治療が可能とされています。希釈する場合は，「生理食塩液で用時希釈すること。点滴静注の場合は総液量が最大500mLまで，静脈内投与の場合は総液量が最大20mLまでとし，鉄として1mg/mL未満に希釈してはならない。本剤と生理食塩液以外の輸液や他の静注用薬剤等との配合又は同じラインでの同時注入は避けること」とされています。

表2　フェジン®静注，フェインジェクト®静注，モノヴァー®静注の希釈

	希釈する場合
フェジン®静注	10～20%のブドウ糖液で5～10倍に希釈
フェインジェクト®静注	1バイアルを生理食塩液100 mLに希釈 鉄として2 mg/mL未満に希釈しない
モノヴァー®静注	希釈する場合は，生理食塩液で用時希釈すること。点滴静注の場合は総液量が最大500 mLまで，静脈内投与の場合は総液量が最大20 mLまでとし，鉄として1 mg/mL未満に希釈してはならない。

〔各医薬品添付文書より〕

注）モノヴァー®は本書執筆時点では薬価基準収載申請中です。

ゴロ合わせで覚える！

　ここでお気づきになったと思いますが，フェジン®静注はブドウ糖液で希釈する一方，フェインジェクト®静注とモノヴァー®静注は生理食塩液で希釈します（表2）。そこでゴロ合わせでの覚え方を考えました。

「ジングル，聖なる印字もの」
ジン…フェ<u>ジン</u>
グル…<u>グル</u>コース（ブドウ糖）
聖…<u>生</u>食
印字…フェ<u>インジ</u>ェクト
もの…<u>モノ</u>ヴァー

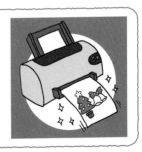

　フェインジェクト®静注もフェジン®静注と同様に，血管外（静脈周囲）に漏出しないよう十分注意する必要があります。漏出し

た場合，漏出部位周辺に皮膚の炎症や長期にわたって褐色に色素沈着することがあるとされています。投与開始後，注射部位を注意深く観察し，浮腫，紅斑，かゆみや痛みなどが認められた場合は，血管外（静脈周囲）に本剤が漏出している可能性が考えられるので，本剤の投与を直ちに中止することとされています。そして，「注射部位に浮腫，紅斑および漏出がみられる，点滴がスムーズに流れない，あるいは点滴速度が低下する，本剤投与中に抵抗が感じられる，吸引した際，血液の逆流が発生しない状況では血管外漏出が疑われる」とされています。

モノヴァー®静注も同様に，注射に際しては血管外に漏出しないよう十分注意する必要があります。血管外に漏出した場合には，漏出部位周辺に皮膚の炎症および長期にわたる色素沈着を起こすことがあるので，血管外漏出が認められた場合は，適切な処置が必要とされます。

個人的な考えとなりますが，2022年4月時点の薬価で，フェジン®静注1アンプルが90円に対して，フェインジェクト®静注1バイアルが5,969円と約66倍になります。この金額差が，実際に使用する際の選択や薬剤師が薬剤を管理する際に影響がないとは言い切れません。また，添付文書上ではフェジン®静注の希釈が10～20％のブドウ糖注射液とされていますが，これがはたして現実的か疑問が残ります。現状では，5％ブドウ糖液を使用している施設も多いかと思います。

まとめ

・フェジン®はブドウ糖液に希釈
・フェインジェクト®・モノヴァー®静注は生理食塩液に希釈。

・鉄剤のゴロ合わせ：「ジングル，聖なる印字もの」
・フェジン®，フェインジェクト®，モノヴァー®静注は血管外
　漏出に注意。
※モノヴァー®静注は本書執筆時点では薬価基準収載申請中です。

💬 今回の雑談

天は二物を与える

　ギリシャ神話には，抗体医薬品のキメラ抗体の語源に
なっている"キマイラ"が登場します。皆さんもご承知だ
と思いますが，キメラ抗体はマウス抗体より安全性の高い
ヒトの抗体に近づけるために，抗原に結合する先端の部分
だけマウスの抗体を残し，残りをヒトの抗体に変えていま
す。一方，ギリシャ神話の"キマイラ"はライオンの頭と
ヤギの体，そして背中にヤギの頭そしてヘビの尾をもつ怪
物です。また，実在するキメラ的な存在として雄ライオン
と雌トラの交雑種の"ライガー"（獣神サンダーライガー
ではありません）や雄ヒョウと雌ライオンの交雑種の"レ
オポン"などがいます。

　いきなりですが，"レオポン"と似た名前で，帰ってき
たウルトラマンの第34話「許されざるいのち」に登場す
る"レオゴン"（図4）がいます。"レオゴン"は世田谷区
大蔵の水野生物研究所（実在しません）で動物（トカゲ）
と植物（ウツボカズラ）の融合により造りだされ，箱根芦
ノ湖で暴れる設定の怪獣です。そして，芦ノ湖で暴れる怪
獣は，他にも映画「ゴジラ対ビオランテ」の"ビオランテ"

第22話　鉄剤の配合変化〜フェジン，フェインジェクト，モノヴァー

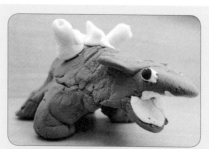

図4　レオゴン風粘土細工（筆者作成）

がいます。"ビオランテ"も薔薇とゴジラと沢口靖子さん
の細胞を融合させた設定の怪獣です。この"レオゴン"と
"ビオランテ"には共通点がいくつかあります。それは，芦
ノ湖に登場することやマッドサイエンティストにより細胞
が融合されたキメラ的存在であること以外に原案者が同じ
であることです。

　その原案者とは，小林晋一郎先生です。小林先生は神奈
川歯科大学口腔外科講師を経て，歯科医院を開業という経
歴の持ち主です。なんと，小林先生は高校一年生のときに
「許されざるいのち」の原案が，また大学病院在職中に「ゴ
ジラ対ビオランテ」の原案が採用されています。小林先生
は，天は二物を与えた"才能のキメラ"的なイメージですね。

　さて，今回の本編は鉄のお話ですが，鉄といえばメタラー
はアイアンメイデンというイギリスのヘビーメタルバンド
を思い浮かべます。アイアンメイデンのブルース・ディッ
キンソンは，ボーカリストであると共にパイロットとして
ボーイングのジェット機（エド・フォース・ワン）にメン
バーやスタッフを乗せ，コンサートの機材を積み各国をツ

アーで回ります。2011年に，さいたまスーパーアリーナでの来日公演のため着陸する10分前に東日本大震災が発生し，急遽，中部国際空港に着陸したということもありました。ブルース・ディッキンソンも天は二物を与えた"才能のキメラ"といえるかも知れません。前回の雑談の手塚治虫先生やメジャーリーガーの大谷翔平選手以外にも天は二物を与えているのですね。

追記：植物のように光合成をする動物がなんと実在します。テングモウミウシは，海の藻を食べて葉緑体を取り込み光合成で栄養を生み出すことにより，餌がなくても生き延びることができます。

今回の本編は鉄のお話でしたが，次回の本編はカリウムのお話になります。お楽しみに！

【文 献】

・東海林 徹，他・監：注射薬配合変化Ｑ＆Ａ；根拠でわかる注射・輸液配合時の事故防止対策 第2版，じほう，2013
・日医工株式会社：フェジン®静注．インタビューフォーム（2021年6月改訂，第8版）
・ゼリア新薬工業株式会社：フェインジェクト®静注．インタビューフォーム（2021年9月，改訂第4版）
・日医工株式会社：よくあるご質問 フェジン静注40mg（https://www.nichiiko.co.jp/medicine/qa/index.php）
・日本新薬株式会社：モノヴァー静注．インタビューフォーム（2022年3月作成，第1版）
・山口敏太郎：大迫力！ 世界の妖怪大百科．西東社，2017
・中外製薬：モノクローナル抗体の種類とは？（https://www.chugai-pharm.co.jp/ptn/bio/antibody/antibodyp13.html）
・小林晋一郎：バルタン星人はなぜ美しいか；形態学的怪獣論＜ウルトラ＞編．朝日ソノラマ，2003
・小林晋一郎：形態学的怪獣論．朝日ソノラマ，1993
・ろう・著，實吉達郎・監：キモイけど実はイイヤツなんです。KADOKAWA，2020

第22話 鉄剤の配合変化〜フェジン，フェインジェクト，モノヴァー

投与規定の注意〜カリウム

カリウムの急速静注防止

　TVドラマ古畑任三郎の「殺人特急」の回では，鹿賀丈史さん演じる外科医が列車内でくるぶしからカリウム20ccを急速静注し，心臓発作死に見せかけるトリックがありました。ドラマの世界だけでなく，現実でもカリウムを急速静注してしまう医療事故は発生しています。

　そのような医療事故防止のために工夫された，テルモのKCL注キット「テルモ」（図1）は，プレフィルドミックスシリンジ（容器）に塩化カリウム液を充填したキット製品で，次のような誤投与防止対策の機能を備えています。

①容器先端を特殊な形状にすることにより，三方活栓，注射針，翼付静脈針，ニードルレスシステムへは嵌合ができず，これらのデバイスからの注液は不可能。

②容器先端は，専用混注針のみ接続が可能。

③専用混注針は，患者に直接穿刺できないようにプラスチック製にしており，輸液バッグへの混注は容易であるが，通常の操作では三方活栓，輸液セットの側管，ニードルレスシステムに嵌合・穿刺しにくく，また注液口の位置が針の先端ではなく，中央にあることにより，これらのデバイスからの注液は不可能。

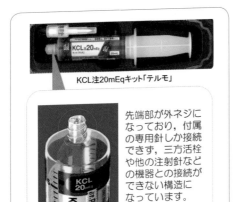

図1　KCL 注キット「テルモ」
〔医薬品医療機器総合機構：カリウム（K）製剤の誤投与について，
医療安全情報，No.19 2010年9月より〕

④容器に充填された製剤と，そのシリンジ専用の混注針をセットで包装。

　また，大塚製薬工場の KCL 補正液キット 20 mEq（**図2**）も，次のような誤投与防止対策を備えています。

①混合時に注射筒を用いる必要がない。

②患者へのワンショット静注あるいは輸液セット側管からの投与が不可能。

③注入針は外れにくく，かつボトル本体底部の吊り具を廃しており，点滴投与が不可能。

これらの製品の特長と同時に，KCL 注キット「テルモ」の添付文書の用法・用量に関連する使用上の注意には，

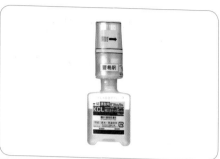

図2　KCL補正液キット 20 mEq
〔大塚製薬工場株式会社ホームページ（https://www.otsukakj.jp/
med_nutrition/dikj/menu1/hoso/000253.php）より〕

・電解質の補正用製剤であるため，必ず希釈して使用するこ
と（カリウムイオン濃度として40 mEq/L以下に必ず希釈し，
十分に混和した後に投与すること）
・ゆっくり静脈内に投与し，投与速度はカリウムイオンとして
20 mEq/hrを超えないこと
・カリウムイオンとしての投与量は1日100 mEqを超えないこと

と記載されています。

ゴロ合わせで覚える！

　そこで，この投与規定の覚え方を今回は俳句にして考えました。

「触れる時，夜通し恋は，白夜の日」

触れる時…ふれ（20 mEq）
　　　　　　る時（時間）
夜通し恋は…よどう（40 mEq）
　　　　　　し恋（濃い：濃度）は
白夜の日…百（100 mEq）
　　　　　　夜の日（1日量）

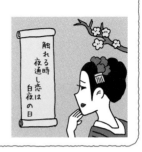

　ちなみに，白夜は夏の季語だそうです。なんとなく，まともな俳句のように思えるこのゴロ合わせができたときは，自分でもビックリしてしまいました。

　なお，大塚製薬工場のホームページには，カリウムの補正時の注意点が上手くまとめられています（図3）。思わず"このQ&A

カリウムは心機能への影響が大きく，急激なカリウム補正（血清K値の上昇）は，心停止を起こすおそれがあるので，慎重に投与する必要があります。

【カリウムの投与基準】

①シングルボーラスショットは禁忌
②濃度：40 mEq/L以下（末梢静脈）
③速度：20 mEq/時以下
④投与量：100 mEq/日以下
⑤ECGモニタリング
⑥尿量：0.5 mL/kg/時以上を確保
⑦副腎機能不全，腎機能障害，
　抗アルドステロン薬，アンジオテンシン
　変換酵素阻害薬の使用時などは高K血症
　の発生に注意

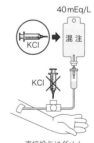

40 mEq/L

混注

KCl

直接投与はダメ！

河野克彬：輸液療法入門 改訂2版，金芳堂 1998：p146 より作成

図3　カリウム補正時の注意点
〔大塚製薬工場：カリウム（K）の補正時の注意点を教えてください。
（https://www.otsukakj.jp/med_nutrition/qa/dikj/product/000253.php?qaid=432）より〕

は役に立ちましたか？"の質問に，「はい」をクリックしてしまいました。

　また，気をつけなくてはならないのは，2号輸液（脱水補給液），3号輸液（維持液），糖加アミノ酸輸液，高カロリー輸液用の糖・電解質含有輸液など，もともとカリウムが含有されている輸液があることです。そのため，輸液にもともと含有されているカリウム量の把握が必要です。

　さて，TVドラマに話を戻しますと，高濃度のカリウムを静注すれば血管炎が起こりますし，検死で科捜研の女（前話に続き沢口靖子さん登場）がカリウムの血中濃度を調べればトリックはバレると思いますが，そこは1時間で犯人の嘘を見抜くドラマです。ツッコミを入れずに楽しみましょう。古畑任三郎でした。

┃まとめ

- ・カリウムの急速静注は絶対にしてはならない。
- ・カリウムの急速静注による医療事故防止目的のプレフィルドシリンジやキット製品がある。
- ・KCL注射剤の投与規定は，カリウムイオンとして，40 mEq/L以下に希釈，投与速度は20 mEq/hrを超えない，投与量は1日100 mEqを超えない。
- ・KCL注射剤の投与規定のゴロ合わせ：「触れる時，夜通し恋は，白夜の日」

📢 今回の雑談

カリウム急速静注事例

本編で，カリウムの投与規定と医療事故防止のために工夫された製剤のお話をしました。ここでは，日本医療機能評価機構の報告書から，カリウムを急速静注したインシデント4事例をほぼ原本のまま紹介します。

事例1：朝の検査データで血清カリウム2.5の為主治医よりアスパラK2A（20mEq）メインIVH内混入の指示と注射箋をリーダー看護師Aが受け，看護師Bに薬剤受領とその日の担当の看護師Cに伝えることを依頼した。10分後，看護師Bは薬剤を受領し，トレイに薬剤・注射器・注射針・酒精綿・注射指示箋を準備し，担当C看護師に説明して渡した。その後，担当看護師Cは注射を準備して側管よりワンショットで注入した。

事例2：患者はCVルートよりTPN投与中であった。当事者は医師から「カリウムの値が低いためアスパラカリウムを投与してください」と言われ，注射伝票を受け取った。注射伝票を確認し，病棟定数配置薬にあったアスパラカリウムを2A取り出した。他のスタッフに取り出した薬品名がアスパラカリウムであること，投与量が2Aであることを確認後，準備し患者のもとに行った。PDAで患者認証を行い，注射伝票記載の「CVボトルに混注」の指示を確認せず，TPN製剤に混注するところを静注と思い込みCVルート側管より静注した。

事例3：看護師は勤務前の情報収集時に，夜間緊急入院した患者Aの担当を告げられ情報収集を開始した。注射指示のアスパラカリウム混注を見逃した。薬剤をダブルチェックする。普段使用頻度の少ないアスパラカリウムについて調べる。指示の「DIV」は確認したが投与方法はあいまいのまま準備する。ダブルチェックを行った看護師は，患者名・薬品名・時間が合っているか確認した。投与方法は確認しなかった。看護師は他患者のケアで忙しかった。その後，カリウム製剤の準備をする際，注射プラボトルの「要希釈」を「禁希釈」と見間違える。予定が大幅に遅れ早く点滴をしなければと焦る。電子カルテの電源が入らず，指示未確認のまま本人と名前を確認しアスパラカリウム10 mEq 2A を側管よりIVした。

事例4：低カリウム血症にて，上級医が，補液（ソルデム3A）に，KCL0.5A（10 mL）追加と口頭で指示する。看護師は，KCL注20 mEqキット（プレフィルドシリンジ製剤）からシリンジに10 mL吸い取った。上記シリンジを研修医に渡す。研修医は，塩化カリウムの投与は初めてだったため不安になり，上級医に「緩徐に静注でいいですよね」と確認した。上級医より「やっといて」との回答があった。患者のもとに行き，IVルートからKCL注10 mLを緩徐に投与開始した。

　事例3の「要希釈」を「禁希釈」と見間違えたことを考えると，アンプル製品より本編で紹介したプレフィルドシ

リンジ製剤やキット製剤の有用性が高いと思われます。それにしても，電子カルテの電源が入らないなんて自分でも焦ってしまうこと必至ですね。

しかし，事例4ではプレフィルドシリンジ製剤でインシデントが発生しています。プレフィルドシリンジから別のシリンジで吸い取ることは，医療事故防止のために工夫された製品の意味が失われます。

今回の本編で，カリウムの投与速度の規定についてお話をしました。次回も投与速度のお話が登場します。お楽しみに！

【文　献】

・日本医療機能評価機構：カリウム製剤の急速静注に関連した事例. 医療事故情報収集等事業 第40回報告書（https://www.med-safe.jp/pdf/report_2014_4_T002.pdf）
・テルモ株式会社：KCL注10mEqキット「テルモ」，インタビューフォーム（2017年11月改訂，第2版）
・株式会社大塚製薬工場：KCL補正液キット20mEq，インタビューフォーム（2014年9月改訂，第6版）
・株式会社大塚製薬工場：KCL補正液キット20mEqの製品Q&A（https://www.otsukakj.jp/med_nutrition/qa/dikj/product/000253.php?qaid＝432）
・日本医療機能評価機構：医療事故情報収集等事業第40回報告書（https://www.med-safe.jp/pdf/report_40.pdf）

添付文書どおりで良いの？ ～脂肪乳剤

脂肪乳剤の注意点

脂質は，エネルギー源として1gが9kcal（糖質4kcal，タンパク質4kcal）と高エネルギーです。また，呼吸商（二酸化炭素排出量÷酸素消費量）が0.7（糖質1.0，タンパク質0.8）と低く，炭水化物より二酸化炭素産生が抑制できるので慢性閉塞性肺疾患（chronic obstructive pulmonary disease；COPD）や急性呼吸窮迫症候群（acute respiratory distress syndrome；ARDS）で使用しやすいなどの特徴があります。そのため，脂肪乳剤は栄養管理で必要な製剤です。

脂肪乳剤の配合変化として，イントラリポス®輸液のインタビューフォームには，「本剤に他の薬剤を混合しないこと。また，血漿増量剤（デキストラン，ゼラチン製剤等）の投与後96時間までは本剤の投与を避けること」と記載されています。

また，ミキシッド®輸液の添付文書には，「炭酸イオン及びリン酸イオンにより沈殿を生じる場合があるので，これらのイオンを含む薬剤を添加しないこと。カルシウムイオン及びマグネシウムイオン等の二価の陽イオンの配合により沈殿が生じたり，脂肪粒子が凝集することがあるので，これらのイオンを含む薬剤を添加しないこと」と記載されています。

そして，エネフリード®輸液のインタビューフォームには，「本剤に他の薬剤を混注しないこと。また，本剤の輸液ラインの側管から他の薬剤を投与しないこと」と記載されています。その理由として，「無色澄明の輸液であれば，細菌汚染や他の薬剤との配合変化による白濁等を外観で確認可能であるが，本剤に含まれる脂肪乳剤は乳濁液であるため，それを確認することができないことから設定した」とされています。

静脈経腸栄養ガイドライン第3版では，「スリーインワンバッグ製剤（ミキシッド®）への混注は，高カロリー輸液用微量元素製剤と高カロリー輸液用総合ビタミン剤および電解質製剤（ナトリウム製剤，カリウム製剤のみ）だけとし，投与ラインは完全閉鎖ルートとし，その製剤の輸液ルートからの側注は禁止する」とされています。また，脂肪乳剤が汚染された場合に細菌や真菌が急速に増殖することや，脂肪乳剤と電解質や酸・塩基を混合すると粒子が粗大化することから「栄養輸液に脂肪乳剤を混合しない（ミキシッド®を除く）」とされています。よって，脂肪乳剤は一部を除き他剤と混合しないようにしましょう。

さらに，脂肪乳剤で注意しなくてはならないことが，いくつかあります。まず，投与速度です。イントラリポス®輸液の添付文書には，「イントラリポス®輸液10％では通常，1日500mL（ダイズ油として10％液）を3時間以上かけて点滴静注する。イントラリポス®輸液20％では通常，1日250mL（ダイズ油として20％液）を3時間以上かけて点滴静注する」と記載があります。

しかし，本当に3時間で投与してよいのでしょうか？　静脈経腸栄養ガイドラインでは，脂肪乳剤の投与速度は0.1g/kg/hr以下とされています。これは，血中トリグリセリド値の上昇を脂肪乳

剤の投与速度が0.3g/kg/hrでは認めたけれども，0.1g/kg/hrの投
与速度では認めなかったことに由来しています。

投与速度を0.1g/kg/hr以下というと難しく感じますが，

10%製剤の投与速度は，（体重）/mL/hr,

20%製剤の投与速度は，（体重の半分）/mL/hr

と覚えてしまえば良いです。

体重50kgの場合，0.1g/kg/hrで投与すると10%製剤を1日500mL
でも20%製剤を1日250mLでも全量投与に10時間が必要となるの
で，3時間で投与することは投与速度が速いことになります。

他にも，

- ・ファイナルフィルター（0.2μm）は，目詰まりを起こすので
  使用できません。イントラリポス®輸液を側管投与する際は，
  フィルターよりも患者側の側管に接続します（図1）。ただ
  し，イントラリポス®輸液の添付文書やインタビューフォー
  ムにはファイナルフィルターへの注意喚起の記載がありませ
  んので注意が必要です。

- ・細菌が混入すると増殖しやすいので，末梢静脈カテーテルな
  ど刺入部位および輸液ラインの接合部は常に清潔にし，輸液
  ラインは閉鎖式輸液ラインなどを使用することが望ましく，
  連日投与する場合は輸液ラインを24時間ごとに交換するな
  どの清潔操作が必要となります。

- ・接合部がポリカーボネート製の輸液セットなどを使用すると
  接合部にひび割れが生じ，血液および薬液漏れ，空気混入な
  どの可能性があります。

- ・可塑剤としてDEHP〔di(2-ethylhexyl) phthalate：フタル酸
  ジ（2-エチルヘキシル）〕を含むポリ塩化ビニル製の輸液

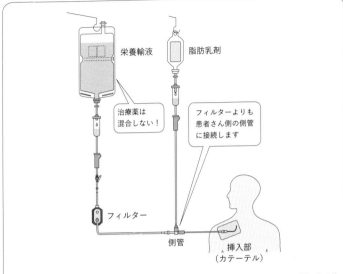

配合変化を避けるため，持続投与中の栄養輸液には糖・電解質・アミノ酸・ビタミン・微量元素以外の治療薬を混注しないでください。また，脂肪粒子は 0.2 μm のフィルターを通過しないため，中心静脈栄養の側管投与の場合はフィルターよりも患者側の側管に接続するようご注意ください。

図1　イントラリポス® 輸液を側管から投与する場合

〔大塚製薬工場：イントラリポスの投与経路について教えてください。
(https://www.otsukakj.jp/med_nutrition/qa/dikj/product/000210.php?qaid=452) より〕

　　セットなどの使用で，DEHP が製剤中に溶出します（ただし，現在は DEHP 含有の輸液セットはほとんど流通していません）。

　などの注意事項があります。冒頭でもお話ししましたように，脂肪乳剤は栄養管理で有益な製剤ですが，他にも注意事項があります。添付文書などを参照し，正しい知識で投与しましょう。

■ まとめ

・脂肪乳剤は一部を除き他剤と混合しない。
・脂肪乳剤は0.1 g/kg/hr以下の速度で投与する。
・脂肪乳剤はファイナルフィルター（0.2 μm）の目詰まりを起こすので使用できない。側管投与する際はフィルターよりも患者側の側管に接続する。
・脂肪乳剤は細菌が混入すると増殖しやすいので，清潔操作が必要で，連日投与する場合は輸液ラインを24時間ごとに交換する。
・ポリカーボネート製の輸液セットなどを使用すると接合部にひび割れが生じる可能性がある。

💬 今回の雑談

ショッカーの低栄養怪人

　本編に登場した脂肪乳剤は，1 gが9 kcalと高エネルギーであり，必須脂肪酸の補充にも必要なので，栄養サポートチーム（nutrition support team；NST）では重要な製剤です。NSTで低栄養患者を抽出するように，仮面ライダーに登場する世界征服を企む悪の秘密結社のショッカー日本支部の怪人を調査したところ，BMI 18.5未満の低栄養怪人が79体中7体（8.9％）もいました（**表1**）。

　BMIが12.29と一番小さいサラセニアンは，身長が230 cmとアンドレ・ザ・ジャイアントより高いのに，体重が65 kgと超ヒョロヒョロです。彼は，食虫植物サラセニアの怪人なので仕方がないのかも知れません。また，2019年に宝く

表1 ショッカーの低栄養怪人（BMI 18.5未満）

ショッカー	身長（cm）	体重（kg）	BMI
サラセニアン	230	65	12.29
ドクダリアン	205	71	16.89
カミキリキッド	205	71	16.89
ザンブロンゾ	126	27	17.01
ミミズ男	170	50	17.30
イカデビル	205	75	17.85
地獄サンダー	214	83	18.12

じのCMに登場したイカデビル（BMI 17.85）は，ショッカー大幹部の死神博士の正体です。死神博士自体が青白い顔で車イスに乗って登場するなど健康的でないので，NST対象患者として脂肪乳剤投与など，積極的に栄養療法を行う必要があると思われます。

　特筆すべきは，三葉虫の怪人ザンブロンゾ（BMI 17.01）です。なんと，身長126cm・体重27kgです。令和2年度学校保健統計調査では，8歳の平均身長が129.1cm，体重28.4kgなので，まるで小学3年生と仮面ライダー2号（172cm，65kg）が戦っているようなイメージです。明らかに，仮面ライダーによる児童虐待状態になってしまいます。

　逆に，ショッカーにはBMI 30以上のメタボ怪人が6体（7.6%）います（表2）。BMI 59.18のゴースターは，溶岩の怪人なので致し方ないのでしょうか。ここで特筆すべきは，コンドルの怪人ゲバコンドル（BMI 35.49）でしょう。鳥類は，基本的に体重が軽いというコンセプトを無視し，身長はショッカーで2番目に小柄な152cmなのに体重が82kgもあります。

表2　ショッカーのメタボ怪人（BMI 30以上）

ショッカー	身長（cm）	体重（kg）	BMI
ゴースター	198	232	59.18
トカゲロン	190	183	50.69
ヒトデンジャー	192	151	40.96
ゲバコンドル	152	82	35.49
ヤモゲラス	178	102	32.19
ピラザウルス	207	132	30.81

　そして，これらメタボ怪人が用心しなくてはならないのは仮面ライダーではなく，ショッカーより先に世界を征服した新型コロナウイルスでしょう。重症化しやすいので，狭いアジトで戦闘員らと密になることや，戦闘員と一緒に行動することは控えましょう。

　メタボ怪人のなかには，自分の頭部から噴出した毒ガスで自分が死んでしまうピラザウルス（BMI 30.81）や仮面ライダーを滝の上から突き落とそうとして足を滑らして転落死してしまうヒトデンジャー（BMI 40.96）などダメ怪人の名前がありますが，私がダメ怪人大賞を差し上げたいのはコブラ男です。ここからはコブラ男（220 cm，125 kg，BMI 25.83）をご紹介します。

　コブラ男は，キバ（どうみても入れ歯：以降入れ歯と表現）を装着することで，入れ歯のA物質と耳のB物質が混合しヘビ型の右腕の先から溶解ガスを発射するギミックをもった怪人です。そして，その溶解ガスで大蔵省（現：財務省）金保管所の金塊を盗むため金庫破りを試みますが，犬に吠えられ入れ歯を落とし撤退するという大失態を犯します。作成に半年もかかる大事な入れ歯ですから，落とさ

ないようにポ〇グリップなど入れ歯装着剤を使用しなくて
はいけませんでした。その後は，犬の飼い主の子どもを拉
致するなど悪事を働きますが，肝心の武器がないコブラ男
は仮面ライダーに勝てるわけがなく，横須賀の猿島にてラ
イダーキックで吹っ飛ばされ自分で仕掛けた地雷に当たり
爆発死してしまうというダメ怪人ぶりを発揮します。ここ
でジ・エンドと思いきや，翌週にはショッカー幹部の綾小
路律子によって再生コブラ男として復活します。再生コブ
ラ男は作成に半年かかる入れ歯を諦めたのか，口から火を
噴くギミックに変更されます。もはや，蛇のコンセプトは
忘れ去られています。再生されたからといってダメっぷり
は改善されませんでした。噴いた火の命中率は低く，仮面
ライダーを狙うも誤射して綾小路律子の顔に火傷を負わせ
て，またもや撤退します。アジトに戻ったコブラ男は赤マ
ント・黒レオタード・網タイツの綾小路律子に怒りのムチ
打ちにされますが，どうみてもS〇ショー状態で子ども番
組とは思えません。これが令和の悪の女幹部のアギレラ様
や戦隊モノですがヨドンナ様（演じている桃月なしこさん
は准看護師さんです）だったら，お父さんの視聴率はもっ
と上がったかも知れません。結局は，再生コブラ男も命中
率が低い火噴きが仇となり，仮面ライダーに海に叩き込ま
れ爆発してしまいます。2週にわたってダメダメぶりを発
揮する奇遇な怪人ですね。

　低栄養怪人，コロナ重症化リスク怪人，ダメ怪人と，結
論としてショッカーが世界征服を目指すのは無理があった
かなと思います。

さて，今回の雑談に登場したコブラ男は入れ歯を装着しA物質と耳のB物質を混合させますが，次回は用時混合させる中心静脈栄養（total parenteral nutrition；TPN）輸液製剤が登場します。お楽しみに！

【文　献】
・日本静脈経腸栄養学会・編：静脈経腸栄養ガイドライン 第3版. 照林社，2013
・株式会社大塚製薬工場：イントラリポス輸液，インタビューフォーム（2021年11月，改訂第7版）
・株式会社大塚製薬工場：ミキシッドL輸液，ミキシッドH輸液，インタビューフォーム（2020年12月改訂，第9版）
・株式会社大塚製薬工場：エネフリード輸液，インタビューフォーム（2020年12月改訂，第2版）
・株式会社大塚製薬工場：医療関係者向け情報サイト（https://www.otsukakj.jp/med_nutrition/qa/dikj/search.php）
・仮面ライダー公式ポータルサイト：KAMEN RIDER WEB（https://www.kamen-rider-official.com/）
・文部科学省：令和2年度学校保健統計調査（https://www.mext.go.jp/content/20210728-mxt_chousa01-000013187_1.pdf）

メイラード反応～糖電解質・アミノ酸含有輸液

メイラード反応

　昭和40年代，アメリカのスタンレー・ダドリックが輸液のみで生命の維持が可能な高カロリー輸液療法として中心静脈栄養（total parenteral nutrition；TPN）を開発しました。しかし，TPNで使用する糖・電解質液とアミノ酸液を配合すると輸液が褐色に変色します。この反応を，1912年頃にフランスの生化学者ルイ・カミーユ・マイヤール（メイラード）がアミノ酸と糖の混合液を加熱すると芳香を放つ褐色の変化を起こすことから発見したことから，メイラード反応とよびます。

　このメイラード反応は，次の3つの段階で褐色のメラノイジンを生成します（図1）。

第一段階：カルボニル基（＝CO）とアミノ基（－NH₂）が結合して窒素配糖体を形成し，アマドリ転移反応を経てアマドリ転移化合物を生成。

第二段階：アマドリ転移化合物が1.2ジエノール化したアミノレダクトンから，3-デオキシグルコソンやグルコソンを生じる。

第三段階：3-デオキシグルコソンやグルコソンとグルコソン

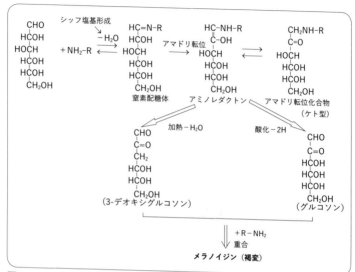

図1　メイラード反応

〔東海林　徹，他・監：注射薬配合変化Q＆A；根拠でわかる注射・配合輸液の事故防止対策 第2版，
じほう，2013より〕

が共存するアミノ基と反応し褐色のメラノイジンが
生成。

　ちなみに，第6話のネオフィリン®注のエチレンジアミンとブ
ドウ糖の配合変化もメイラード反応でしたね。このメイラード反
応のため，当初TPNの混合調製は糖と電解質，アミノ酸および
ビタミンを用時混合する煩雑な操作が必要であり，細菌混入や異
物汚染のおそれがありました。そこで，I層（糖・電解質）とII
層（アミノ酸）が隔壁で仕切られたプラスチック製容器で構成さ
れる二室タイプのダブルバッグ製剤のピーエヌツイン®輸液が
1993年に発売されました。

表1　乳酸アシドーシスの1例

女性24歳女性。
使用理由：摂食不良による低栄養
投与期間：10日間
　摂食不良，自己誘発嘔吐，体重減少が改善しないため，入院当初より経中心静脈高カロリー輸液を開始。摂食は40%前後であったが，自己誘発嘔吐の可能性あり（嘔吐は自己否定）。
　その後，摂食無くなり5〜6回/日の嘔吐を自己申告。何らかの変化を生じたと考え，動脈血ガスを測定。pH：7.373，BE：−3.3であり，このときは経過観察とした。その後，症状増悪し，投与10日目，BP：60となったため再度動脈血ガスを測定。pH：7.033，PO₂：19.1，BE：−24.6と著明な代謝性アシドーシスを認めた。第一にチアミン欠乏による代謝性乳酸アシドーシスの可能性を考え，輸液を10%ブドウ糖液1,500 mL，10% NaCl液60 mL，複合ビタミンB剤10 mL（チアミン50 mg含有），7%炭酸水素ナトリウム液250 mLを投与。5時間後改善し救命し得た。

〔医薬品医療機器総合機構：高カロリー輸液療法施行時の重篤なアシドーシス，医薬品等安全性情報，No.144，1997より〕

　このダブルバッグ製剤は，清潔操作が可能で簡易性に優れているため汎用されましたが，ビタミンB₁を併用せずに高カロリー輸液療法を施行したために，重篤なアシドーシスが発現し死亡例も報告されました（**表1**）。ただし，ビタミンB₁欠乏による乳酸アシドーシスはTPNだけでなく末梢静脈栄養（peripheral parenteral nutrition；PPN）でも発症する可能性がありますので，注意が必要です。

　現在では，総合ビタミンや微量元素を含有したバッグ製剤（エルネオパ® NF輸液，ワンパル®輸液），隔壁を開通せずに投与されてしまう誤投与を防ぐため「未開通投与防止機構」付きの総合ビタミン含有バッグ製剤（フルカリック®輸液），脂肪乳剤を含有したバッグ製剤（ミキシッド®輸液）などがあります。

　私もエルネオパ® NF輸液の隔壁開通操作の際に，ビタミンや微量元素の小室が開通されなかったことを経験しました。その際の対処方法を**図2**に示します。

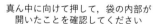
真ん中に向けて押して，袋の内部が
開いたことを確認してください

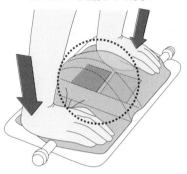

エルネオパ NF 輸液の隔壁開通操作で小室の未開通が起こった場合は，バッグを横に向け，上室と下室を同時に強く押して隔壁部分を完全に開通させてください。

この操作を行うことで，隔壁部分が盛り上がり，「小室V」，「小室T」も隔壁部分に引っ張られる形で開きます。

開通はしているが小室内にビタミンや微量元素が残っている場合にも，この方法で小室の開通を完全に行ってください。

図2　エルネオパ® NF輸液の小室未開通時の対処方法
〔大塚製薬工場：エルネオパNFの小室が開通していないのですが，どうすれば良いでしょうか？
（https://www.otsukakj.jp/med_nutrition/qa/dikj/product/000214.php?qaid=390）より〕

　ミキシッド®輸液は，ビタミンが含有されていないので，前述のビタミンB_1欠乏に注意が必要です。また，ビタミン剤，微量元素製剤，電解質製剤（ナトリウム製剤，カリウム製剤のみ）しかバッグ内に混注できず，他の薬剤は，他の輸液ラインからの投与となること，ファイナルフィルターが使用できないなどにも注意が必要です。

　ところで，皆さんはメイラード反応といえば，輸液の糖とアミノ酸の配合変化と思うかもしれませんが，もっと身近なところで目にしています。

・肉を焼くと色が変わって香ばしい香りが立つ
・玉ねぎを炒めるとアメ色になる
・パンやご飯におこげができる
・コーヒー豆を焙煎する

　そうです，食べ物を加熱すると色が茶色になっていい香りがすることも，メイラード反応なのです。配合変化で語ればマイナスなイメージですが，実は美味しさの目印になる反応でもあります。

▎まとめ

・糖・電解質液とアミノ酸液の配合によりメイラード反応が発生する。
・静脈栄養ではビタミンB_1欠乏による乳酸アシドーシスに注意する。
・メイラード反応は実は美味しさの目印である。

💬 今回の雑談

さまざまな現象の名前

　今回の本編でメイラード反応を取り上げましたように，他にもさまざまな現象に名前がついていますのでそのなかのいくつかをご紹介します。

モナリザ症候群

　交感神経の働きが弱くなると体脂肪が減りにくくなり，食事量が少なくても太りやすくなる症候群。Most Obesity kNown Are Low In Sympathetic Activity の頭文字の組み合

第25話　メイラード反応～糖電解質・アミノ酸含有輸液

わせから命名。和訳すると「大多数の肥満者は交感神経の働きが衰えている」。レオナルド・ダ・ヴィンチとはまったく関係ありません。

ジャネーの法則

年をとると1年が早く感じること。「感じられる時間の長さは，年齢と反比例の関係にある」という説。確かに子どものころより1年が早く感じますよね。

TOT現象

舌の先まで言葉が出かかっているのに，思い出せなくなる現象。Tip Of the Tongue（舌の先）の略。日本語だと「喉まで出かかる」ですね。こちらも高頻度で遭遇しています。私は"あれあれ現象"と勝手に命名していました。

エメットの法則

やることを先延ばしにすると，すぐにやるより多くの時間とエネルギーが必要となること。経営コンサルタントのエメットが提唱。みなさんも経験があるのではないのでしょうか？「いつやるの？ 今でしょ！」

ピグマリオン効果

教師が期待をかけていた生徒の成績が伸びたという現象。心理学者のロバート・ローゼンタールが小学校での実験で報告。後輩に期待をかけると業務成績がアップするかも知れません。

カタルシス効果

イライラや不安など嫌なことを誰かに話すと気分が楽になる効果。精神浄化を意味するギリシャ語の「カタルシス」が語源。怒りをぶちまけてもカタルシス効果は起きないので注意しましょう。

シミュラクラ現象

（∵）のように三つの点が逆三角形に並ぶと顔に見えてしまう現象。ときどき，クイズ番組でこの問題が出てきますね。子どもの頃に見た心霊写真がとても怖かった記憶がありますが，一部はこの現象に恐怖を感じていた可能性があります。そういえば，近年の恐怖映像は長い髪で顔が見えない白いワンピースを着たスタイルの良い女性の登場が多くなった気がしますが，気のせいでしょうか。これを勝手に私は貞子さん現象とよんでいます。

カリギュラ効果

ダメと言われると余計にやりたくなってしまう現象。過激な内容で一部公開禁止になった映画「カリギュラ」が逆に評判をよんだことに由来しています。鶴の恩返しや浦島太郎もこの現象ですね。

リンゲルマン効果

みんなで協力することが必要なときに，人数が増えると手を抜く人が出てくる現象。これもなんとなく経験ありますね。

ラムスデン現象

牛乳を温めた後に放置すると，表面の水分が蒸発しタンパク質などの成分が凝集し膜ができる現象。これにも名前があるのですね。

プラセボ効果

これは説明する必要もなく，皆さんご存じの偽薬効果です。placeboの語源はラテン語の「私は満足するだろう」に由来しています。ちなみに，プラセボ（偽薬）は販売もされています。ただし，薬ではありませんので，食品として販売されています。

さて，私も一つの法則を発見しました。「仕事で一つの電話に費やす時間と仕事の効率は反比例する」という法則です。医療者は結構当てはまると思います。これを「相澤の法則」として認知されるようにするには，どうしたらよいのでしょうか？

今回の本編は，高カロリー輸液のお話でした。次回は，高カロリー輸液を使用している患者さんに使用されることが多い簡易懸濁法のお話です。お楽しみに！

【文　献】

・東海林　徹，他・監：注射薬配合変化Q＆A；根拠でわかる注射・配合輸液の事故防止対策 第2版．じほう，2013
・赤瀬朋秀，他・編：根拠からよくわかる注射薬・輸液の配合変化Ver.2；基礎から学べる，配合変化を起こさないためのコツとポイント．羊土社，2017

・株式会社陽進堂：ピーエヌツイン輸液，インタビューフォーム（2020年6月改訂，第2版）
・株式会社大塚製薬工場：エルネオパNF輸液，インタビューフォーム（2020年9月改訂，第4版）
・テルモ株式会社：フルカリック輸液，インタビューフォーム（2020年7月改訂，第10版）
・株式会社大塚製薬工場：ミキシッドL/H輸液，インタビューフォーム（2020年12月改訂，第9版）
・株式会社大塚製薬工場：医療用医薬品（輸液，ラコール，ツインライン等）・医療機器に関するよくある質問と回答（https://www.otsukakj.jp/med_nutrition/qa/dikj/index.php#000390-q）
・西沢泰生：伝説のクイズ王も驚いた 予想を超えてくる雑学の本．三笠書房，2017
・四本裕子・監：ざんねん？ はんぱない！ 脳のなかのびっくり事典．ポプラ社，2020
・「ふしぎ現象」研究会・編：大人も知らない？ ふしぎ現象事典．マイクロマガジン社，2021
・日本ジェネリック製薬協会：プラセボ効果とは（https://www.jga.gr.jp/jgapedia/column/06.html）

第25話 メイラード反応〜糖電解質・アミノ酸含有輸液

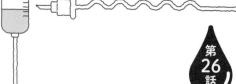

第
26
話

簡易懸濁法の配合変化
～酸化マグネシウム

▌内服薬でも配合変化

　ありがたいことに書籍化にあたり，編集者さんから連載になかった情報を追加してボリュームアップしてほしいとの提案がありました。しかし，ボリュームアップといっても，そんなにネタをもっているわけではないので，ここは発想を380度（ガッツ石松さん風[注]）変えて，禁断の内服薬の配合変化に前回の高カロリー輸液絡みで簡易懸濁法から手を出してみました。

　ただし，簡易懸濁における配合変化の情報は少ないので，その一例として酸化マグネシウムによる配合変化のお話をしたいと思います。

> 注）ガッツ石松さんの名言「ワタシはねー，ボクシングに出会ってから，人生観が380度変わったんです」

1.　β-ラクタム系抗菌薬

　酸化マグネシウムとの同時懸濁でセファクロル，アモキシシリン，セフジトレンピボキシルで，含量低下が報告されています。これは加水分解を受けてβ-ラクタム環が開くため，色調の変化が伴います。この含量低下は，撹拌の程度により影響を受けます。

2. タンボコール®錠

タンボコール®錠（フレカイニド酢酸塩）と酸化マグネシウムの混合によって，懸濁液が強アルカリ性になることで酢酸塩が外れ，フレカイニドの析出により沈殿や浮遊物が発生します。ただし，成分が分解したわけではなく，フレカイニドは投与後に胃内ですぐに溶解し，通常の動態と同じ経路をたどると考えられるので，ほとんど薬効に影響がないと考えられます。

3. レボドパ・カルビドパ水和物

マグミット®錠とメネシット®錠の懸濁液を絶えず撹拌した条件下で，レボドパの含量が30分後に約74%，60分後に約33%まで低下したという報告があります。これは，アルカリ性下でレボドパが酸化され重合し，メラニンを形成することにより徐々に褐色を呈します。なお，同時懸濁後に静置している場合は，有効成分の含量低下が少ないので撹拌の程度に影響を受けると考えられます。

4. タケプロン® OD錠

腸溶性製剤のタケプロン® OD錠（ランソプラゾール）は，酸化マグネシウムとの同時懸濁により，腸溶性顆粒の剤皮が溶解し主成分が溶出します。このことにより，溶出したランソプラゾールは胃酸で分解されてしまいます。

5. センナ，大黄

センナや大黄の粉末と酸化マグネシウムを分包すると，黄土色の粉末が経日とともに赤く着色します。これはセンノシドのアントラキノン類が，酸化マグネシウムのアルカリ性によりキノイド

型になり赤色を呈するためです。薬効には影響しません。

ゴロ合わせで覚える！

この酸化マグネシウムの配合変化のゴロ合わせでの覚え方も考えてみました。

> 「ベタなフレーズかまって，ドバっと乱戦」
> ベタ…β-ラクタム系抗菌薬
> フレーズ…フレカイニド（タンボコール®）
> かまって…酸化マグネシウム
> ドバっと…レボドパ
> 乱…ランソプラゾール（タケプロン®）
> 戦…センナ

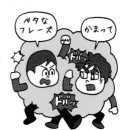

配合変化ではありませんが，消化管での吸収に影響を与えるので酸化マグネシウムと同時服用を避ける薬剤として，テトラサイクリン系抗菌薬，ニューキノロン系抗菌薬，ビスホスホン酸塩系骨代謝改善薬，セフジニル，セフポドキシムプロキセチル，ミコフェノール酸モフェチル，デラビルジン，ザルシタビン，ペニシラミン，ジギタリス製剤，鉄剤，フェキソフェナジンなどが添付文書に記載されています。これらの薬剤も，酸化マグネシウムと同時懸濁を避ける必要があります。また，他の金属イオン含有薬剤との同時服用によりキレート形成などで吸収が低下する薬剤があるので，こちらも同時懸濁を避ける必要があります。

その他に，塩化ナトリウム（食塩）との混合懸濁により，添加物のヒプロメロースでフィルムコーティングされている錠剤やカプセル剤が塩析により崩壊・懸濁しなくなる報告があります。そのため，食塩を経管投与する際は，栄養剤に混ぜたり，栄養剤の前後フラッシュの水に溶解するなど工夫が必要です。

　冒頭でもお伝えしましたように，簡易懸濁法での配合変化の情報はまだ少ないので，今後さらなる研究結果が報告されると思います。ただし，粉砕法でも配合変化の情報は少ないですし，直前で懸濁する簡易懸濁法より粉砕法のほうが混合されている時間も長くなることや，粉砕による薬剤のロスなどを考えると，簡易懸濁法のほうがメリットは多いといえます。

まとめ

・簡易懸濁法での配合変化の情報はまだ少ないが，粉砕法よりメリットが多い。
・酸化マグネシウムの配合変化のゴロ合わせ：「ベタなフレーズかまって，ドバっと乱戦」

今回の雑談

一石を投じてみました

　大塚製薬工場が運営していた「Web ADMICS-II」が，2022年1月末で終了しました。「Web ADMICS-II」を利用していた薬剤師や医療従事者は少なくないと思います。そして，「WEB ADMICS IIサービス終了のお知らせ」に，次のような気になる文言がありました。「Web ADMICS-IIで

は，自社医薬品の配合変化情報のみでなく，他社医薬品同士の配合変化情報が含まれており，外部識者意見も含めた検討の結果，これらは弊社から提供すべき情報ではないとの判断により，情報提供を控えることといたしました」。

　個人的に贔屓をするつもりはありませんが，大塚製薬工場のホームページの情報は良くまとめられていると思いますし，本書でも参考にさせていただいた箇所もあります。もちろん，これまで「Web ADMICS-II」を運営していただいたことにも感謝しています。

　もちろん，厚生労働省が作成した「医療用医薬品の販売情報提供活動に関するガイドライン」などのルールの遵守は必要です。しかし，各社のインタビューフォームやホームページなどに記載されている配合変化の情報は取りまとめる必要があります。これまでは，輸液製剤を多く販売している大塚製薬工場が取りまとめを行っていましたが，文面のみをとらえると一製薬会社が他社製品の情報を提示することが適切でないというふうに受け止めることもできます。それでは第三者の組織が取りまとめをするとなると，多大な人員と費用が発生することになります。そのため，これは製薬業界全体として対応していただくのが効率的だと個人的に思います。

　さて，本書は内容をゆる〜く記載しているので気づきにくいかも知れませんが，実はさまざまな添付文書などの課題を提示しています。例えば，第5話の滴定酸度の回では，滴定酸度の情報が必要なことや先発医薬品でも後発医薬品でも配合変化の情報が必要なことを，第21話のヘパリンの

回では添付文書上での双方の配合変化の記載の統一性が欠けていることを，第22話の鉄剤の回ではフェジン®静注を10～20％ブドウ糖注射液で希釈することが現実的かどうかということを，第24話の脂肪乳剤の回ではイントラリポス®輸液の添付文書上の投与速度の記載内容がガイドラインと異なることおよびファイナルフィルターの注意喚起の記載がないこと，そして今回の簡易懸濁法の回では，その情報量が少ないことなどです。これは製薬企業側の課題なのか，行政側の課題なのか，その両方なのか，それともまったく別の部分で課題があるのか私にはわかりません。確実にいえることは，医療従事者が簡易に的確な情報を得られれば，より的確な医療ができることになり，最終的に患者さんにメリットがあるということです。

　本書が，これらの課題に一石を投じることができれば，楽しく一石二鳥になるのではないかと思い，少し真面目に問題提起をしてみました。

【文　献】

・倉田なおみ，他・編著：簡易懸濁法マニュアル 第2版．じほう，2021
・ガッツ石松，他：最驚！　ガッツ伝説．光文社，2004
・株式会社大塚製薬工場：WEB ADMICS Ⅱ（https://admics.jp/）

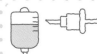

一包化の配合変化
～オルメサルタン メドキソミル, マドパー®

いよいよ最終話

　今回は，一包化の配合変化のお話です。まず，オルメサルタン メドキソミルとメトホルミン塩酸塩やカモスタットメシル酸塩との一包化での配合変化です。オルメサルタン メドキソミルの添付文書にも「本剤をメトホルミン塩酸塩製剤又はカモスタットメシル酸塩製剤等と一包化し高温多湿条件下にて保存した場合，メトホルミン塩酸塩製剤又はカモスタットメシル酸塩製剤等が変色することがあるので，一包化は避けること」と記載があります。

　第一三共のホームページには，オルメテック®（オルメサルタン メドキソミル）OD錠20 mgとメトホルミン塩酸塩錠およびカモスタットメシル酸塩錠との一包化による配合変化試験の結果がアップされています。以下にそのまま引用します。

<メトホルミン塩酸塩製剤との一包化>
　オルメテックOD®錠20 mgとメトホルミン塩酸塩製剤を一包化し，30℃/65％RH，遮光で90日保存した試験では，メトホルミン塩酸塩製剤で14日後#より変色*が認められまし

た。含量測定は実施していません。

・14日後[#]：観察時期は開始時，7日後，14日後，28日後，60日後，90日後

・変色[*]：ごくうすい赤色や赤黄色，うすい黄色など

<カモスタットメシル酸塩製剤との一包化>

　オルメテック® OD錠20mgとカモスタットメシル酸塩製剤を一包化し，30℃/65% RH，遮光で90日保存した試験では，カモスタットメシル酸塩製剤の変色^{**}は確認されませんでしたが，2017年3月末に販売を中止したオルメテック普通錠とカモスタットメシル酸塩製剤と一包化し，30℃/65% RHで90日保存した試験では，一部のカモスタットメシル酸塩製剤で7日後^{##}より変色が認められました。含量測定は実施していません。

・7日後^{##}：観察時期は開始時，7日後，14日後，28日後，90日後

・変色^{**}：ごくうすい紅色〜やや紅色

　そして，トーアエイヨーのホームページには，オルメサルタン メドキソミルとメトホルミンの反応機序の推定として以下の記載があります。

　メトホルミン塩酸塩錠MT「TE」とオルメサルタンメドキソミル製剤等との一包化にともなう変色は，オルメサルタン メドキソミル等のDMDO基から生成すると考えられる「ジアセチル（揮発成分）」とメトホルミンの「グアニジノ基」の反応によるが，「グアニジノ基」と「ジアセチル」のみでは進行せず，高温下で適当な水分と，反応するための

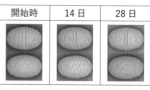

保存条件：40°C75%RH，暗所　保存期間：28日　試験項目：性状

開始時	14日	28日

メトホルミン塩酸塩錠250mgMT「TE」の外観写真

開始時	14日	28日

メトホルミン塩酸塩錠500mgMT「TE」の外観写真

・メトホルミン塩酸塩錠250mgMT「TE」は保存7日後に錠剤表面がごくうすい赤色になり，28日後にはうすい赤色への変色が確認された。
・メトホルミン塩酸塩錠500mgMT「TE」は保存2日後に割線部がごくうすい黄赤色になり，28日後には錠剤表面のうすい黄色色への変色が確認された。

図1　メトホルミン塩酸塩錠MT「TE」とオルメサルタン メドキソミル製剤を一包化して高温高湿度条件下に保存した場合の配合変化
〔トーアエイヨー：メトホルミン塩酸塩錠250mgMT「TE」・500mgMT「TE」配合変化情報
（https://med.toaeiyo.co.jp/products/metformin/pdf/haigou-met.pdf）より〕

『場』の存在下で進行することが推察された。

　図1に，メトホルミン塩酸塩錠MT「TE」とオルメテック®錠20mg各2錠をポリセロ紙で分包した配合変化試験の結果を示します。また，図2にフオイパン®（カモスタットメシル酸塩）錠100mgとオルメサルタン メドキソミル錠20mg各1錠をポリセロ紙で一包化した配合変化試験の結果を示します。

ゴロ合わせで覚える！

　そこで，オルメサルタン メドキソミルとメトホルミン塩酸塩・カモスタットメシル酸塩の配合変化のゴロ合わせでの覚え方を考えました。

期間 条件	開始時	1週間	2週間	3週間	1ヵ月	2ヵ月	3ヵ月
25℃, 60%RH	白色	(−)	(−)	(−)	(−)	(−)	(−)
25℃, 75%RH	白色	(−)	(−)	(−)	(−)	(−)	(±)
30℃, 75%RH	白色	(−)	(−)	(−)	(−)	(±)	(±)

外観判定基準：(−)：変化なし
(±)：極うすい紅色に変化（対照と判別困難な程度）
(+)：うすい紅色に変化
(#)：やや紅色に変化
(#)：紅色に変化

図2　フオイパン®錠100mgとオルメサルタン メドキソミル製剤との配合変化
〔小野薬品工業株式会社：フオイパン錠. インタビューフォーム（2019年12月改訂, 第6版）より〕

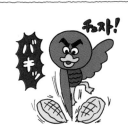

「ホルモン折るカモ」
ホルモン…メト**ホルミン**塩酸塩
折る…**オルメ**サルタン
カモ…**カモ**スタットメシル酸塩

　ちなみに，オルメテック® OD錠の臭いは，オルメサルタン メドキソミルのメドキソミル基が代謝されて生じたジアセチルが原因物質とされています。

　次に，マドパー®（レボドパ・ベンセラジド塩酸塩）配合錠です。添付文書には，「アルカリ性薬剤との調剤（一包化）により，着色変化を起こすことがあるので注意すること」と記載があります。また，インタビューフォームの他剤との配合変化の項目には，次

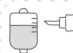

のような記載があります。

> レボドパ
>
> 　30℃92％RHで，スルピリン，ミグレニン，安息香酸ナトリウムカフェイン，ジアスターゼ，パンクレアチン，酸化マグネシウム，アスコルビン酸含有製剤などとの配合は湿潤や着色のため不適であり，アルカリや還元剤によって分解されるので，消化器用剤，ビタミン剤などとの配合には注意する。
>
> ベンセラジド塩酸塩
>
> 　アミノフィリン等のアルカリ性薬剤

よって，他のレボドパ製剤も同様に注意が必要です。

┃まとめ

・オルメサルタン メドキソミルとメトホルミン塩酸塩・カモスタットメシル酸塩の一包化で配合変化が起こる。
・ゴロ合わせは：「ホルモン折るカモ」
・マドパー®はアルカリ性薬剤との一包化で着色変化を起こす。他のレボドパ製剤も注意が必要。

💬 今回の雑談

ドラえもんの提供薬剤

　本書では，これまで自分の守備範囲である昭和のウルトラマンや仮面ライダーをたびたび登場させてきましたが，

いいかげん若者や女性からご批判を受けるのではないかと思います。そこで，今回は老若男女，日本のみならず万国共通のドラえもんを登場させてみました。どうだ！　これでオジサン以外の守備範囲も固めたぞ。

　まずは，名前や特徴に"薬""クスリ""錠""注射""カプセル"と記載があるものなどを**表1**にピックアップしました。なんと，40個もありました。ドラえもんよ，ドラッグストアを開業できるぞ。そのなかには，「ウルトラスーパーオールマイティワクチン」や「万病薬」などいますぐに実用化が望まれる薬があります。ところがよく見ると，聞き捨てならない薬があります。なんと「眠くならない薬」があります。しかも"1粒飲めば，24時間，眠くもならないし，疲れもしない"という特徴なので，これはそのまま覚せい剤ではないのでしょうか！　ちなみにヒロポン錠の発売開始が1941年なので，2112年生まれの猫型ロボットは約170年以上昔の薬を密売し，依存症となった中毒者から莫大な利益を得ていたのではないでしょうか。恐るべき猫型ロボット！

　ところで，ドラえもんの王道パターンは，①のび太が困難に遭遇する→②ドラえもんに泣きつく→③ドラえもんが四次元ポケットから「ひみつ道具」を出し，のび太に提供する→④のび太の困難が解決する→⑤のび太もしくはのび太から「ひみつ道具」を取り上げたジャイアンなどが，「ひみつ道具」を使いまくる→⑥社会が大混乱。もしくは，「ひみつ道具」を使いまくった者が痛い目に合うという流れではないかと思います。ここで問題なのは，④の困難が解決

した時点で，便利な道具だと感謝し一件落着とばかりに「ひみつ道具」をドラえもんに返却すれば良いのです。ところが，⑤で「ひみつ道具」を乱用してしまうのは，まさに中毒症状です。つまり，「ひみつ道具」自体が依存症を引き起こすのです。また，のび太の性格も②のようにドラえもんへの依存がもともと強いので中毒症状を引き起こすのでしょう。さらに，ドラえもんという作品自体が冒頭で老若男女に万国共通と記載したとおり，万人への中毒性が強いので長い間，世代を超えて世界中で受け入れられているのでしょう。つまりドラえもん自体が，依存性が高いといえるのではないのでしょうか。恐るべき，藤子・F・不二雄先生。

　話は少し変わりますが，すでに実用化されたと思われる主な「ひみつ道具」を表2にまとめました。携帯電話を筆頭に，意外に多くの「ひみつ道具」が21世紀の初めには実現しています。また，ドローンより，「ヘリカメラ」のほうがしっくりするネーミングだと思います。ちなみに，有名な「タケコプター」は，最初は「ヘリトンボ」というネーミングでした。

　そうです，夢と思われたことが実は実現することがあるのです。ということで，私たち医療者も希望をもって業務を遂行すれば "DREAMS COME TRUE"（夢はかなう）となるのではないのでしょうか。最後くらいは夢のある話で締めくくらせていただきました。

表1 ドラえもんに登場した主な薬と思われるひみつ道具

ひみつ道具	特　徴
イジワールのきき目をなくすクスリ	飲むと「悪魔のイジワール」の効き目をなくすことができる（悪魔のイジワール：いじわるしたい相手に飲ませる。飲んだ人は周りの人によってたかっていじわるされる）。
ウルトラスーパーオールマイティワクチン	どんな伝染病でも，このワクチンを使うと，たちどころに治る。
がんじょう	飲むと，体が鉄のようになる薬。
ギシンアンキ	この薬を飲むと，人のことを信じなくなる。
きずグスリつき自動まきほうたい	ケガをした部分に自動的に巻きついてくれる包帯。
強力ウルトラスーパーデラックス錠	1粒で3分間，ウルトラスーパーデラックスマンになれる。
空気ピストルの薬	薬を指先に塗って乾かし，「パン」と言うと，空気の塊が衝撃波のように出る。
コーモン錠	これを飲んで名を名乗ると相手は“水戸黄門”の前に出たように「ウヘーッ」とおそれいってしまう。
ジークフリード	この薬をお風呂に垂らして，5分間温まると不死身になれる。
ジキルハイド	1錠につき10分間，まるっきり性格が反対になってしまう薬。
シネラマン	この薬を飲むと，まわりが広がったような気がする。狭いお風呂も広く感じる。
招待錠	どうしても来てほしいお客を呼ぶための薬。
植物改造エキスI	好きな食べ物のアンプル液を，植物に注射すると，その食べ物の実ができる。
植物改造エキスII	このエキスを木や植物に注射すると，好きな形に改造できる。
しりとり変身カプセル	これを飲むと，なりたいものに変身できる。ただし直接変身することはできない。目をあけて，最初に見た物に変身し，あとは「しりとり」で変身したいものに近づいていく。
スグナオール	腹痛をピタリと止める薬。効き目をテストするためのパンがついているが，これを食べるとおなかが痛くなる。
スナオン	この薬を飲むと，人の言うことを，素直に信じるようになる。
スパルタ式苦手克服錠	この薬を飲むと，苦手なものが，いっそう怖くなる。死ぬ思いをしながら，苦手をなくすための薬。
成長促進剤	ペットにこれを飲ませると，すごい速さで，ぐんぐん育つ。
ソーナル錠	この薬を飲むと，なんでも自分の思ったとおりになる。
即席岩の素	専用の機械で薬をまく。しばらくすると，地面が岩になる。

（次頁へ続く）

（表1の続き）

ひみつ道具	特　徴
タスケロン	この薬を飲むと，困っている人を見たら，助けずにはいられなくなる。
たたりチンキ	ひどい目にあわされた者に代わって，抗議する薬。
ツーカー錠	この薬を分け合って飲むと，二人の間ではどんな会話も，「ツー」と「カー」だけで通じてしまう。
動物型逃げ出し錠	ピンチになったときに，この薬を飲んでいると，薬に書いてある動物になって，逃げることができる。
動物変身恩返しグスリ	動物を助けて，すぐにこの薬をかけると，人間に変身して恩返しをしてくれる。いじめると，仕返しに来る。
透明人間目薬	この目薬をさすと，透明人間になれる。
眠くならない薬	1粒飲めば，24時間，眠くもならないし，疲れもしない。
念力目薬	この目薬をさした目で見た物は，なんでも動かすことができる。たくさんさせば，重い物も動かせる。
ノーリツチャッチャカ錠	これを飲むと，仕事や勉強が効率よく，速くできる。
バイバイン	この薬を一滴たらすと，5分で2倍，また5分経つと，そのまた2倍にと，どんどん増えていく。
バランス注射	この注射をすると，いいことの後には，悪いこと，悪いことの後には，いいことが起きる。
病気になる薬	この薬を飲むと顔色が変わり，一時的に病気のようになるが，水を飲めば治る。
ふわふわ薬	これをかむと，体の中にガスができて，空気より軽くなるので，空を歩くことができる。
ママをたずねて三千キロ錠	この薬を1粒飲むと300m探し歩かないとママに会えない。
万病薬	どんな病気にも効く薬
見えなくなる目薬	この目薬をさすと，ほかの人が見えなくなる。自分が消える目薬ではないので，注意。
ヤセール	1粒飲むと，食事が1回食べられなくなる。太りすぎで，食事を減らしたい人の薬
ヤメラレン	嫌いな物を大好きにさせてしまう薬。好き嫌いをなくすときに使う。

表2 ドラえもんに登場した，実用化されたと思われる主なひみつ道具

ひみつ道具	特　徴	実用化
糸なし糸電話	お互いにこれを持っていれば，糸でつないでなくてもお話ができる。	携帯電話
お好みフォトプリンター	失敗した写真でも，この機械で，気に入るように直すことができる。	写真加工ソフト
かべかけテレビ	壁にかけられる，超薄型のテレビ	壁掛けテレビ
観光旅行窓	地図をコンピューターに覚えさせてスタートさせると，窓にどこの場所でも映して見られる。	Googleマップストリートビュー
正確グラフ	比べたいことがあったら，このグラフに書き込んで，スイッチを押せば調べられる。	表計算ソフト
セルフ将棋	この機械があれば，相手がいなくても将棋ができる。コンピュータで強さを調節できる。	将棋ソフト
太陽電池	太陽光エネルギーを利用した，ハイパワーの電池。	太陽光発電蓄電池
長距離風船手紙コントローラー	風船のゆくえをコントロールして，付けた手紙を，好きな人に渡すことができる。	ドローン
テレテレホン	これをテレビに取り付けると，テレビ電話になる。	ビデオ通話機能
トレーサーバッジ	これを付けていると，その人のいる場所が，レーダー地図に示される。	GPS発信機
ヘリカメラ	険しい山や，深海，噴火口の中など，人間が行けないようなところを映すカメラ	ドローン
ほしい人探知機	この機械にある物を覚えさせると，それを欲しがっている人を自動的に探してくれる	メルカリ
ポラマップスコープとポラマップ地図	世界中の好きな場所の地図を選んで，スコープで見ることができる	Googleアース
ほんやくこんにゃく	これを食べれば，どんな外国語も理解できるし話せるようになる。	ポケトーク
UFOカメラ	どんな場所でも見ることができるカメラ。	ドローン
立体コピー紙	この紙の上に寝そべると，紙に本人が写り，その絵が動き出す。	3Dプリンター
ロボット・カー	印を付けた地図を入れると，自動的に連れて行ってくれる。	カーナビ＋自動運転

第27話　一包化の配合変化～オルメサルタン　メドキソミル，マドパー

おわりに

　さて，これで最終話になります。月刊薬事の連載からのスピンオフバージョンを含め，配合変化絡みで注射薬をはじめ簡易懸濁法や一包化と多岐にわたりお話ししてきました。また，今回の雑談では，なるべく楽しい内容を目指し各キャラクターのたわいのないネタを多くしましたが，時にはインシデントといった刺激のある内容，また社会的な内容も加えてみました。

　最後までお読みいただきありがとうございました。

【文　献】

・第一三共株式会社：オルメテックOD錠，インタビューフォーム（2021年11月改訂，第26版）
・第一三共株式会社：Medical Community（https://www.medicallibrary-dsc.info/di/olmetec/faq/details/?f_id＝127）
・トーアエイヨー：メトホルミン塩酸塩錠250 mgMT「TE」・500 mgMT「TE」配合変化情報（https://med.toaeiyo.co.jp/products/metformin/pdf/haigou-met.pdf）
・沢井製薬株式会社：カモスタットメシル酸塩錠「サワイ」，インタビューフォーム（2022年1月改訂，第4版）
・小野薬品工業株式会社：フオイパン錠，インタビューフォーム（2019年12月改訂，第6版）
・太陽ファルマ株式会社：マドパー配合錠，インタビューフォーム（2021年6月改訂，第8版）
・藤子・F・不二雄・監：ドラえもん最新ひみつ道具大事典．小学館，2008
・藤子・F・不二雄：ドラえもん第6巻．小学館，1975
・藤子・F・不二雄：ドラえもん第0巻．小学館，2019

付録 1

配合変化に注意する薬剤と ゴロ合わせ一覧

本書に登場する配合変化に注意する薬剤とゴロ合わせでの覚え方を表にまとめました。

注意する薬剤	ゴロ合わせ	登場回
アミオダロンの"心室細動，血行動態不安定な心室頻拍で難治性かつ緊急を要する場合"の溶解液と使用法	時東ぁみは，最初は日本語で，いつもサザンをロック，田舎に帰ってゴー，ゴー	第16話
アムホテリシンBと生理食塩液の配合変化	火照り（ほてり）には塩水だめよ	第11話
（主な）亜硫酸塩を含有する薬剤	ありゃ！ ミノさん，どんなラジオで勝手にしろいプリンとグリーンなグリコ捨てろ	第13話
（主な）亜硫酸塩で分解される薬剤	ありゃダメ！ かなしいうちがベター	第13話
（主な）アルカリ性薬剤	焦った彼は風呂に鉄爆弾あるが，リラックスして炭酸ビア飲む	第6話
オルメサルタンメドキソミルとメトホルミン塩酸塩・カモスタットメシル酸塩の一包化での配合変化	ホルモン折るカモ	第27話
カテコラミン系薬剤は酸性	コーラは酸性	第4話
カルシウムとビーフリードの配合変化	カルビーのポテンと沈殿する	第9話
カルシウムとロセフィンの配合変化	カルロセ・ヒサンダナ	第10話
希釈が好ましくない薬剤	ポリフェノールあれは水分少な目	第8話
KCL注射剤の投与規定	触れる時，夜通し恋は，白夜の日	第23話
酸化マグネシウムの簡易懸濁法での配合変化	ベタなフレーズかまって，ドバっと乱戦	第26話
投与時に遮光が必要な（主な）薬剤	バージンのAKB212のファンがマイCD入りのレーザー光線で，ローランドのルックスがスポンとハーツになる	第18話

（次頁へ続く）

（表の続き）

注意する薬剤	ゴロ合わせ	登場回
蛋白分解酵素阻害薬の（主な）配合変化	抗菌ある網でバリンとそってタンパク分解	第14話
（主な）注射用水で溶解する薬剤	真っ黒い弾丸，水中から延々トロいブレーキをオンで便利にくるりとパックしてV	第12話
鉄剤の希釈液	ジングル，聖なる印字もの	第22話
ドルミカムは酸性薬剤	ドリカムはサンキュ．ドルミカムはサンセイ．	第3話
ナファモスタットメシル酸塩は生理食塩液で直接溶解不可	スタッドレスは塩が苦手	第14話
ニューキノロン系抗菌薬の（主な）配合変化	単独で走るビックなラビットは，へばってふらつく	第15話
ネオフィリンの配合変化	根を刈る父さん注意	第6話
白金製剤の溶解液	遠い沖にて，クロールで死す	第17話
ハンプは注射用水で溶解	ダパンプはISSA，ハンプはWasser	第12話
ビソルボン，ニカルジピンは酸性薬剤	"ルパン" "ルボン" "ルジピン" 三世	第3話
フィルターで目詰まりを生じるなど注意が必要な（主な）薬剤	白黒警備マニュアル，ラストにチラッとレトロに鬼ドキ	第20話
（主な）副腎皮質ホルモン剤の配合変化	ソウルはミドルでプレイ	第7話

付録 2

配合変化に注意する 薬剤一覧

『髙久史麿・監：治療薬ハンドブック2022 薬剤選択と処方のポイント（じほう）』
より作成

【シ】：シロップ剤，【注】：注射剤，【シロップ用】：懸濁性シロップ剤（ドライシロップ等），【内用液】：内服液剤，【注射用】：注射用剤，【細】：細粒剤，【吸入】：吸入剤（吸入液，吸入用末剤，エアゾール剤を含む），【キット】：注射用キット製剤（バッグ等を含む）
［輸］：輸液，［生食］：生理食塩液，［リ］：リンゲル液，［ブ］：ブドウ糖液，［注水］：注射用水，［ア］：アミノ酸製剤

製品名	成分名	分　類	配合変化
KN2号	脱水補給液	細胞内修復液（2号液）	配合不可：リン酸を含有するため，Caイオンを含む製剤と配合しない
PPSB-HT	乾燥人血液凝固第IX因子複合体	血液凝固第IX因子複合体	原則単独投与
S・M	消化酵素・制酸・生薬・被覆剤	消化酵素薬（配合剤）	炭酸水素Na含有の為アスピリン，グルクロノラクトン，アスコルビン酸，イソニアジド，アスパラギン酸塩，ヒドララジン塩酸塩
アクチット	酢酸/維持液	維持輸液（3号液）	配合不可：Caイオンを含む製剤と配合しない
アクプラ	ネダプラチン	白金製剤	アミノ酸，酸性［輸］と配合禁
アコアラン	アンチトロンビンガンマ	アンチトロンビン	原則単独投与
アストミン	ジメモルファンリン酸塩	中枢性鎮咳薬（非麻薬性）	【シ】はエリスロマイシンドライシロップ又はジョサマイシンシロップとの配合で苦くなるが力価低下はない

（次頁へ続く）

(表の続き)

製品名	成分名	分類	配合変化
アタラックス-P	ヒドロキシジン塩酸塩	非ベンゾジアゼピン系抗不安薬	【注】ビドキサール，プレドニン，セレネース，pH6.30以上で白濁の可能性。希釈せず点滴静注の側管より直接注入は避ける
アディノベイト	ルリオクトコグアルファペゴル	血液凝固第Ⅷ因子	原則単独投与
アドベイト	ルリオクトコグアルファ	血液凝固第Ⅷ因子	原則単独投与
アドレナリン	アドレナリン	昇圧薬（カテコラミン系）	キシロカイン，デカドロン，リンデロン，ビソルボン
アナフラニール	クロミプラミン塩酸塩	三環系抗うつ薬	【注】ラシックス，ドグマチール，セルシン，他剤と混合してpHが6.2以上に傾くと白濁する可能性
アナペイン	ロピバカイン塩酸塩水和物	局所麻酔薬	pH6以上で溶解性が低下するため，アルカリ性溶液との混合により沈澱の可能性があり注意
アネレム	レミマゾラムベシル酸塩	静脈麻酔薬・関連薬	溶解液には［生食］を使用。乳酸［リ］で沈殿する
アプニション	アミノフィリン水和物	キサンチン誘導体	配合注意：【注】ブドウ糖・果糖で希釈時，黄変の可能性
アミカシン硫酸塩	アミカシン硫酸塩	アミノグリコシド系抗菌薬	20%マンニトールとは配合不可。ピペラシリンと混合すると両剤の反応によりアミドを形成し本剤の活性低下を来すので別経路で投与
アミサリン	プロカインアミド塩酸塩	Naチャネル遮断薬（Ia群）	【注】タンボコール，ソルダクトン
アルチバ	レミフェンタニル塩酸塩	鎮痛薬・関連薬	チオペンタール
アレギサール	ペミロラストカリウム	メディエーター遊離抑制薬	配合不可：【シロップ用】pH変化で沈殿
アレビアチン	フェニトイン	ヒダントイン系（Naチャネル抗てんかん薬）	強アルカリ性なので他剤と配合不可，pH低下により結晶析出
アレベール	チロキサポール	界面活性薬	ブロムヘキシン塩酸塩吸入液との混合で白濁，他の成分と配合変化を起こしやすい

（次頁へ続く）

（表の続き）

製品名	成分名	分　類	配合変化
アンカロン	アミオダロン塩酸塩	Kチャネル遮断薬（III群）	【注】［生食］配合不可
イオパミロン	イオパミドール	ヨード造影剤(尿路・血管 非イオン性モノマー)	抗ヒスタミン薬，副腎皮質ホルモン剤
イオメロン	イオメプロール	ヨード造影剤(尿路・血管 非イオン性モノマー)	抗ヒスタミン薬，副腎皮質ホルモン剤
イスパロクト	ツロクトコグアルファペゴル	血液凝固第VIII因子	原則単独投与
イデルビオン	アルブトレペノナコグアルファ	血液凝固第IX因子	原則単独投与
イノバン	ドパミン塩酸塩	カテコラミン	アレビアチン，ラシックス，ラボナール
イロクテイト	エフラロクトコグアルファ	血液凝固第VIII因子	原則単独投与
インタール	クロモグリク酸ナトリウム	メディエーター遊離抑制薬	〔液〕ブロムヘキシン塩酸塩及び〔dl〕イソプレナリン塩酸塩とは不可，アセチルシステインとは速やかに使用
ヴィーン3G	酢酸/維持液（ブドウ糖加）	維持輸液（3号液）	配合不可：Caイオンを含む製剤と配合しない
ヴィーンD	酢酸/リンゲル液（ブドウ糖加）	細胞外液補充液	Ca含有のためリン酸イオン，炭酸イオン，クエン酸加血液と配合注意
ヴィーンF	酢酸/リンゲル液	細胞外液補充液	Ca含有のためリン酸イオン，炭酸イオン，クエン酸加血液と配合注意
ウテメリン	リトドリン塩酸塩	子宮収縮抑制薬	【注】セフメノキシム，フロセミド，セフォチアム，セファロチンとの混注不可
エイフスチラ	ロノクトコグアルファ	血液凝固第VIII因子	原則単独投与

（次頁へ続く）

(表の続き)

製品名	成分名	分 類	配合変化
エクサシン	イセパマイシン硫酸塩	アミノグリコシド系抗菌薬	アンピシリン，セフォチアム，セフロキシムと混合すると両剤の反応によりアミドを形成し本剤の活性低下を来すので別経路で投与。アスコルビン酸注射液と混合すると本剤の活性低下を来すので別経路で投与
エスラックス	ロクロニウム臭化物	末梢性筋弛緩薬（非脱分極）	塩基性薬剤により沈澱を生じるので混注を避ける
エビリファイ	アリピプラゾール	非定型（DSS）抗精神病薬	【内用液】フェノバールエリキシル，トリクロリールシロップ，ニューレプチル内服液，ザロンチンシロップ，デパケンシロップ，アタラックス–Pシロップ，茶葉由来飲料（紅茶，ウーロン茶，緑茶，玄米茶等）及び味噌汁，一部のミネラルウォーター（硬度の高いもの等）は，混合すると混濁を生じ，含量が低下することがあるので，濁りが生じた場合は服用しない，水道水の塩素により含量低下
エフォーワイ	ガベキサートメシル酸塩	蛋白分解酵素阻害薬	アルカリ性。配合変化注意
エホチール	エチレフリン塩酸塩	低血圧治療薬	ホリゾン，フェノバール，モダシン
エラスポール	シベレスタットナトリウム水和物	急性肺障害治療薬	pH6以下で沈澱が生じやすいので注意。アミノ酸輸液との混注は不可
エリル	ファスジル塩酸塩水和物	クモ膜下出血治療薬	アレビアチン，ビタシミン配合不可
エンハーツ	トラスツズマブデルクステカン	分子標的薬（抗HER2ヒト化モノクローナル抗体（ADC含む））	［生食］と混合禁
オプチレイ	イオベルソール	ヨード造影剤(尿路・血管 非イオン性モノマー)	モノエタノールアミンオレイン酸塩注，エタノール，抗ヒスタミン薬，副腎皮質ホルモン剤

（次頁へ続く）

（表の続き）

製品名	成分名	分類	配合変化
オムニパーク	イオヘキソール	ヨード造影剤（尿路・血管 非イオン性モノマー）	（尿路・血管・CT用）抗ヒスタミン薬，副腎皮質ホルモン剤
オメプラール	オメプラゾール	プロトンポンプインヒビター	【注用】[生食]又は5%[ブ]以外の混合を避ける（側管投与は使用後にルートを[生食]フラッシュ）
オルドレプ	コリスチンメタンスルホン酸ナトリウム	ポリペプチド系抗菌薬	[生食]で溶解し，溶解後[生食]等で希釈。他の薬剤と配合しない
オルプロリクス	エフトレノナコグアルファ	血液凝固第IX因子	原則単独投与
オルメテック	オルメサルタンメドキソミル	アンジオテンシンII（AII）受容体拮抗薬	一包化でメトホルミン製剤・カモスタット製剤等の変色
ガスター	ファモチジン	H₂受容体拮抗薬	【注】アレビアチン，KCL，ソルダクトン，ビタシミン，ファーストシン，プロアクト（異臭），ペルジピン，ラシックス
カタクロット	オザグレルナトリウム	クモ膜下出血治療薬	【注】Caを含む[輸]と混和すると白濁することがあるのでCaを含む[リ]等を希釈に用いるときは80mgあたり300mL以上の[輸]を使用 【注用】Caを含む[輸]での直接溶解は白濁するのでCaを含む[リ]等を希釈に用いるときはCaを含まない[輸]又は[注水]であらかじめ溶解した後80mgあたり300mL以上の[輸]で希釈
カドサイラ	トラスツズマブエムタンシン	分子標的薬（抗HER2ヒト化モノクローナル抗体（ADC含む））	[ブ]と配合禁忌
ガンマガード	乾燥イオン交換樹脂処理人免疫グロブリン	ヒト免疫グロブリン	配合不可：[生食]，ソルビトール加電解質液等中性に近い[輸]以外との混注を避ける

（次頁へ続く）

（表の続き）

製品名	成分名	分類	配合変化
キサンボン	オザグレルナトリウム	クモ膜下出血治療薬	【注射用】Caを含む［輸］での直接溶解は白濁するのでCaを含む［リ］等を希釈に用いるときはCaを含まない［輸］又は［注水］であらかじめ溶解した後80mgあたり300mL以上の［輸］で希釈
キサンボンS	オザグレルナトリウム	クモ膜下出血治療薬	【注】Caを含む［輸］と混和すると白濁することがあるのでCaを含む［リ］等を希釈に用いるときは80mgあたり300mL以上の［輸］を使用
キシロカイン	リドカイン	局所麻酔薬	アルカリ性注射液
キシロカイン	リドカイン	Naチャネル遮断薬（Ib群）	タンボコール，シンビット，ソルダクトン
キュビシン	ダプトマイシン	環状リポペプチド系抗菌薬	配合不可：ブドウ糖含有液
クリスマシンM	乾燥人血液凝固第IX因子	血液凝固第IX因子	原則単独投与
グリセオール	濃グリセリン・果糖	浸透圧利尿薬	アレビアチン，セルシン，ソルダクトン，ファンギゾン
クリニザルツ	キシリトール加維持液	維持輸液（3号液）	配合不可：Caイオンを含む製剤と配合しない
クレゾール石ケン	クレゾール石ケン液	殺菌消毒薬（その他）	常水で希釈すると徐々に混濁し沈澱することがある（この場合，上澄み液を使用）
クロダミン	クロルフェニラミンマレイン酸塩	抗ヒスタミン薬（第一世代）	【注】ヘパリンNa（Ca），ダルテパリンNaと混合で沈澱を生じることがあるため混注は避ける。ソル・コーテフと混合で直後に白濁を生じることがあるので混注は避ける
ケイセントラ	乾燥濃縮人プロトロンビン複合体	プロトロンビン複合体	原則単独投与
ケイツーN	メナテトレノン	ビタミンK_2製剤	他剤との配合は避ける
ゲーベン	スルファジアジン銀	褥瘡・皮膚潰瘍治療薬	銀含有製剤のため配合変化が多く単剤使用
ケタラール	ケタミン塩酸塩	静脈麻酔薬・関連薬	バルビツール酸系薬

（次頁へ続く）

（表の続き）

製品名	成分名	分　類	配合変化
ゲンタシン	ゲンタマイシン硫酸塩	アミノグリコシド系抗菌薬	ヘパリンナトリウムと混合すると本剤の活性低下，別経路で投与
コアテック	オルプリノン塩酸塩水和物	ホスホジエステラーゼⅢ阻害薬	【注】ソルダクトン，ウロキナーゼ，フルマリン
コバールトリイ	オクトコグベータ	血液凝固第Ⅷ因子	原則単独投与
コンコエイト-HT	血液凝固第Ⅷ因子	血液凝固第Ⅷ因子	原則単独投与
コントミン	クロルプロマジン塩酸塩	定型（フェノチアジン系）	セルシン，pH6.47以上で結晶析出の可能性
コンファクトF	血液凝固第Ⅷ因子	血液凝固第Ⅷ因子	原則単独投与
ザイボックス	リネゾリド	オキサゾリジノン系抗菌薬	配合不可：アムホテリシンB, 塩酸クロルプロマジン，ジアゼパム，イセチオン酸ペンタミジン，ラクトビオン酸エリスロマイシン，フェニトインナトリウム，スルファメトキサゾール・トリメトプリム，セフトリアキソンナトリウム
サイレース	フルニトラゼパム	ベンゾジアゼピン系睡眠薬（中間作用型）	【注】アルカリ性製剤（黄変の恐れ）
サヴィオゾール	デキストラン40・乳酸リンゲル（液）	代用血漿剤	Ca含有のためリン酸イオン，炭酸イオン，クエン酸加血液と配合注意
サフネロー	アニフロルマブ	全身性エリテマトーデス治療薬	希釈は生食のみ。独立ラインとインラインフィルターを使用
サンリズム	ピルシカイニド塩酸塩水和物	Naチャネル遮断薬（Ic群）	【注】セルシン
ジアスターゼ	ジアスターゼ	消化酵素薬	酸性又は強アルカリ性製剤配合により失活
ジーンプラバ	ベズロトクスマブ	モノクローナル抗体（ヒト抗C. difficileトキシンB抗体）	［生食］又は5%［ブ］を含む点滴バッグに加えて希釈。最終濃度は1～10mg/mLとする
シグマート	ニコランジル	冠血管拡張薬	【注射用】マンニトール，ペルジピン

（次頁へ続く）

(表の続き)

製品名	成分名	分類	配合変化
ジゴシン	ジゴキシン	ジギタリス強心配糖体	【注】メチロン
ジトリペンタートカル	ペンテト酸カルシウム三ナトリウム	超ウラン元素体内除去薬	他の注射剤，[輸]と混合しない
ジビイ	ダモクトコグアルファペゴル	血液凝固第VIII因子	原則単独投与
ジピリダモール	ジピリダモール	冠血管拡張薬	【注】ソルダクトン，ラシックス
シベノール	シベンゾリンコハク酸塩	Naチャネル遮断薬（Ia群）	【注】ヘパリン不可
シンビット	ニフェカラント塩酸塩	Kチャネル遮断薬（III群）	キシロカイン，タンボコール，ヘパリンNa
スキサメトニウム	スキサメトニウム塩化物水和物	末梢性筋弛緩薬（脱分極）	静脈麻酔薬により沈澱を生じることがあるので混注を避ける
セファランチン	セファランチン	脱毛治療薬	アルカリ性製剤やサリチル酸，抗生物質等により沈殿を起こすことあり
セルシン	ジアゼパム	ベンゾジアゼピン系抗不安薬（長時間作用型）	【注】他の注射液と混合又は希釈して使用しない（可溶化に有機溶媒を使用しているため混濁の恐れ）。輸液中に混合して使用する場合には40倍以上に希釈して，6時間以内に使用。ポリ塩化ビニル製等の容器に吸着
セルベックス	テプレノン	胃炎・胃潰瘍治療薬（粘膜保護）	配合不可:【細】合成ケイ酸アルミニウム（次第に黄変し含量低下）
セレネース	ハロペリドール	定型（ブチロフェノン系）抗精神病薬	【注】アタラックス-P，イソゾール，ヒベルナ，ホリゾン，ラシックス，[生食]（3mL以下），10%食塩液（19mL未満），pH6.33以上で白濁の可能性
ゾメタ	ゾレドロン酸水和物	ビスホスホネート製剤	Ca及びMg含有点滴用液と混合禁
ソリタ-T2号	脱水補給液	細胞内修復液（2号液）	配合不可:リン酸を含有するため，Caイオンを含む製剤と配合しない

（次頁へ続く）

（表の続き）

製品名	成分名	分　類	配合変化
ソリタックス-H	ブドウ糖加維持液	維持輸液（3号液）	Ca含有。アルカリで配合変化に注意
ソルダクトン	カンレノ酸カリウム	K保持性利尿薬	アミノ酸輸液，維持液，高カロリー輸液，イノバン，リスモダンP，アミサリン，ノルアドレナリン，ペルサンチン，ラシックス，キシロカイン，ビソルボン，エフオーワイ，タチオン，アスパラK，ビタメジン，強力ネオミノファーゲンシー，抗生剤，アスペノン，メキシチール，ハンプ，アンカロン，コアテック，ミルリーラ，グリセオール
タガメット	シメチジン	H₂受容体拮抗薬	【注】スルペラゾン，セファメジン，パンスポリン，ソル・コーテフ，ソル・メドロール，アレビアチン，ソルダクトン，ラシックス，エレメンミック，ゾビラックス
タケプロン	ランソプラゾール	プロトンポンプインヒビター	【注射用】[生食] 又は5%[ブ] 以外の混合を避ける（側管投与は使用後にルートを [生食] フラッシュ）
タゴシッド	テイコプラニン	グリコペプチド系抗菌薬	PEG処理人免疫グロブリン，ガベキサートメシル酸塩，アムホテリシンB，ミノサイクリン塩酸塩と混合しない（白濁・沈澱）。セフォチアムと混合で本剤の活性低下があるので別々に投与
ダラザレックス	ダラツムマブ	分子標的薬（抗CD38ヒト型モノクローナル抗体）	他剤と同じ静脈ラインで同時注入しない
ダントリウム	ダントロレンナトリウム水和物	末梢性筋弛緩薬	溶解には [注水] のみを使用
タンボコール	フレカイニド酢酸塩	Naチャネル遮断薬（Ic群）	【注】[生食]，アミサリン，イノバン，アスペノン，コアテック，シベノール，リスモダン，シグマート，維持液，ラシックス，シンビット

（次頁へ続く）

（表の続き）

製品名	成分名	分類	配合変化
チオクト酸	チオクト酸	代謝性薬物中毒解毒薬	酸性の注射液や注射用のCa製剤との混合で白濁，沈殿の可能性
テオフィリン	テオフィリン	キサンチン誘導体	原則単独投与
テタノブリン-IH	ポリエチレングリコール処理抗破傷風人免疫グロブリン	抗破傷風免疫グロブリン	配合不可：[生食]，ソルビトール加電解質液等中性に近い[輸]以外との混注を避ける
デトキソール	チオ硫酸ナトリウム水和物	シアン化合物解毒薬	ヒドロキソコバラミン
デファイテリオ	デフィブロチドナトリウム	一本鎖デオキシリボ核酸	データ不足のため独立（単独）したライン投与。他剤連続投与は生食フラッシュ
ドグマチール	スルピリド	定型（ベンザミド系）抗精神病薬	【注】アナフラニール，ネオフィリン，pH8.3以上で白濁の可能性
ドブトレックス	ドブタミン塩酸塩	カテコラミン	ヘパリン
トブラシン	トブラマイシン	アミノグリコシド系抗菌薬	20％マンニトールとは配合変化あるため混合しない。ピペラシリンと混合すると両剤の反応によりアミドを形成し本剤の活性低下を来すので別経路で投与
ドプラム	ドキサプラム塩酸塩水和物	呼吸興奮薬	酸性溶液（pH2.9〜4.4）であるのでアルカリ溶液と混注不可
ドルミカム	ミダゾラム	静脈麻酔薬・関連薬	アルカリ性注射液
トレプロスト	トレプロスチニル	プロスタサイクリン誘導体	他剤との混合は避ける
トロペロン	チミペロン	定型（ブチロフェノン系）抗精神病薬	【注】セルシン，ホリゾン，ヒルナミン，アタラックス-P
ヌーイック	シモクトコグアルファ	血液凝固第VIII因子	原則単独投与
ネオフィリン	アミノフィリン水和物	キサンチン誘導体	配合注意：【注】ブドウ糖・果糖で希釈時，黄変の可能性

（次頁へ続く）

（表の続き）

製品名	成分名	分類	配合変化
ネオレスタール	クロルフェニラミンマレイン酸塩	抗ヒスタミン薬（第一世代）	【注】ヘパリンNa（Ca），ダルテパリンNaと混合で沈澱を生じることがあるため混注は避ける。ソル・コーテフと混合で直後に白濁を生じることがあるので混注は避ける
ノバクトM	乾燥人血液凝固第IX因子	血液凝固第IX因子	原則単独投与
ノバミン	プロクロルペラジン	定型（フェノチアジン系）抗精神病薬	【注】金チオリンゴ酸Na，ピリドキサール，プレドニゾロンコハク酸エステルNa，ベタメタゾン，pH1.6以下もしくはpH6.97以上で白濁の可能性
ノボエイト	ツロクトコグアルファ	血液凝固第VIII因子	原則単独投与
ノボサーティーン	カトリデカコグ	血液凝固第XIII因子	原則単独投与
ノボセブンHI	エプタコグアルファ	血液凝固第VII因子	原則単独投与
ノルアドリナリン	ノルアドレナリン	昇圧薬（カテコラミン系）	バルビツール酸類，アレビアチン，インスリン，メイロン，ソル・コーテフ，ソル・メドロール，ソルダクトン
ハーセプチン	トラスツズマブ	分子標的薬（抗HER2ヒト化モノクローナル抗体（ADC含む））	［ブ］との混合禁
バイクロット	乾燥濃縮人血液凝固第X因子加活性化第VII因子	血液凝固第VII因子	原則単独投与
ハイゼントラ	pH4処理酸性人免疫グロブリン	ヒト免疫グロブリン	原則単独投与
パシル	パズフロキサシンメシル酸塩	ニューキノロン系抗菌薬	白濁等が認められているため原則として他剤及び［輸］と配合しない。側管からの配合も避ける。やむを得ず側管からの投与時は，配合変化を避けるため本剤使用前後に［生食］でライン洗浄実施

（次頁へ続く）

（表の続き）

製品名	成分名	分　類	配合変化
パズクロス	パズフロキサシンメシル酸塩	ニューキノロン系抗菌薬	白濁等が認められているため原則として他剤及び［輸］と配合しない。側管からの配合も避ける。やむを得ず側管からの投与時は，配合変化を避けるため本剤使用前後に［生食］でライン洗浄実施
パナルジン	チクロピジン塩酸塩	抗血小板薬	細粒配合禁忌：デパケン細粒（固化）。配合注意（高温・多湿）：ロコルナール細粒，MDS細粒，重曹
パニマイシン	ジベカシン硫酸塩	アミノグリコシド系抗菌薬	20％マンニトールとは配合変化あるため混合しない。ピペラシリンと混合すると両剤の反応によりアミドを形成し本剤の活性低下を来すので別経路で投与
ハプトグロビン	人ハプトグロビン	ハプトグロビン	配合注意：［輸］と混合する場合，pH5.0〜10.5の［輸］を使用
ハベカシン	アルベカシン硫酸塩	アミノグリコシド系抗菌薬	他の注射剤とは混合しない。［ブ］［生食］を用いる
パミドロン酸二Na	パミドロン酸二ナトリウム水和物	ビスホスホネート製剤	Ca及びMg含有点滴用液と混合禁
ハラヴェン	エリブリンメシル酸塩	微小管阻害薬（その他）	5％［ブ］との混合禁
パンクレアチン	パンクレアチン	消化酵素薬	酸性又は強アルカリ性製剤配合により失活
ハンプ	カルペリチド	α型ヒト心房性Na利尿ポリペプチド	アスパラK，ソルダクトン，ラシックス，KCL，ヘパリン，ノボリンR，エレメンミック，イノバン，ドブトレックス，ノルアドレナリン，ボスミン，アミノ酸輸液
ピーゼットシー	ペルフェナジン	定型（フェノチアジン系）抗精神病薬	【注】レボトミン，セレネース，ヒベルナ，アキネトン
ビオスミン	ビフィズス菌配合剤	整腸薬（乳酸菌製剤）	アミノフィリン，イソニアジドにより着色

（次頁へ続く）

（表の続き）

製品名	成分名	分類	配合変化
ビオスリー	酪酸菌配合剤	整腸薬（酪酸菌製剤）	アミノフィリン，イソニアジドにより着色
ビオフェルミン	ラクトミン	整腸薬（乳酸菌製剤）	アミノフィリン，イソニアジドにより着色
ビオフェルミンR	耐性乳酸菌製剤	整腸薬（耐性乳酸菌製剤）	アミノフィリン，イソニアジドにより着色
ビカーボン	重炭酸リンゲル液	細胞外液補充液	Ca含有のためリン酸イオン，炭酸イオン，クエン酸加血液と配合注意
ビカネイト	重炭酸リンゲル液	細胞外液補充液	Ca含有のためリン酸イオン，炭酸イオン，クエン酸加血液と配合注意
ビジパーク	イオジキサノール	ヨード造影剤（尿路・血管 非イオン性ダイマー）	抗ヒスタミン薬，副腎皮質ホルモン剤
ビソルボン	ブロムヘキシン塩酸塩	気道分泌促進薬	【注】は酸性（pH2.2～3.2）なので配合変化に注意　【吸】はアレベールやアセチルシステインNa液との配合で白濁
ピリヴィジェン	pH4処理酸性人免疫グロブリン	ヒト免疫グロブリン	原則単独投与
ビリスコピン	イオトロクス酸メグルミン	ヨード造影剤（胆嚢・胆管 イオン性ダイマー）	抗ヒスタミン薬，副腎皮質ホルモン剤
ヒルナミン	レボメプロマジンマレイン酸塩	定型（フェノチアジン系）抗精神病薬	【注】ビペリデン，シオゾール，水溶性プレドニン，ピドキサール，リンデロン，pH5.22以上で白濁の可能性
ファイバ	乾燥人血液凝固因子抗体迂回性複合体	血液凝固因子抗体迂回性複合体	原則単独投与
フィジオ140	酢酸リンゲル液（ブドウ糖加）	細胞外液補充液	Ca含有のためリン酸イオン，炭酸イオン，クエン酸加血液と配合注意
フィジオ35	ブドウ糖加維持液	維持輸液（3号液）	Ca含有。アルカリで配合変化に注意
フィジオ70	酢酸リンゲル液（ブドウ糖加）	細胞外液補充液	Ca含有のためリン酸イオン，炭酸イオン，クエン酸加血液と配合注意

（次頁へ続く）

（表の続き）

製品名	成分名	分類	配合変化
フィニバックス	ドリペネム水和物	カルバペネム系（注射剤）抗菌薬	配合不可：L–システイン及びL–シスチンを含むアミノ酸製剤との配合により著しく力価が低下する
フィブリノゲンHT	乾燥人フィブリノゲン	フィブリノゲン	原則単独投与
フィブロガミンP	ヒト血漿由来乾燥血液凝固第XIII因子	血液凝固第XIII因子	原則単独投与
フェノバール	フェノバルビタール	バルビツール酸系（GABA受容体）抗てんかん薬	【注】他の注射剤と混合しない（水によって主薬析出），pH8.31以下で結晶析出の可能性
ブリディオン	スガマデクスナトリウム	筋弛緩回復薬	オンダンセトロン，ベラパミル，ラニチジンとの配合変化あり
プリンペラン	メトクロプラミド	消化管運動促進薬	【注】アルカリ性薬と配合禁忌【細】アンナカ，タカヂアスターゼ，パンクレアチン，炭酸水素Na，パンビタン【シ】リンデロンシロップ，アリメジンシロップ
プレセデックス	デクスメデトミジン塩酸塩	静脈麻酔薬・関連薬	アムホテリシンB，ジアゼパム
プロイメンド	ホスアプレピタントメグルミン	選択的NK_1受容体拮抗薬（中枢性）	Ca，Mgを含む［輸］とは混合しない
プロスコープ	イオプロミド	ヨード造影剤（尿路・血管 非イオン性モノマー）	抗ヒスタミン薬，副腎皮質ホルモン剤
プロスタンディン	アルプロスタジルアルファデクス	プロスタグランジンE_1製剤	アミノ酸輸液，高カロリー輸液
プロタノールL	イソプレナリン塩酸塩	β刺激薬（非選択性）	配合不可：炭酸水素ナトリウム等アルカリ剤との混合で直ちに紅色〜褐色
ベサコリン	ベタネコール塩化物	アセチルコリン受容体刺激薬	やや吸湿性のため配合薬剤の吸湿性が高い場合，吸湿→固結を起こす。アルカリ性薬剤の配合により着色する傾向

（次頁へ続く）

（表の続き）

製品名	成分名	分 類	配合変化
ベネフィクス	ノナコグアルファ	血液凝固第IX因子	原則単独投与
ヘパフラッシュ	ヘパリンナトリウム	抗凝固薬（未分画ヘパリン）	静脈留置ルート内の配合不適に注意
ヘパリンCa「サワイ」	ヘパリンカルシウム	抗凝固薬（未分画ヘパリン）	静脈留置ルート内の配合不適に注意
ヘパリンNa	ヘパリンナトリウム	抗凝固薬（未分画ヘパリン）	静脈留置ルート内の配合不適に注意
ヘパリンNaロック	ヘパリンナトリウム	抗凝固薬（未分画ヘパリン）	静脈留置ルート内の配合不適に注意
ヘプスブリン-IH	ポリエチレングリコール処理抗HBs人免疫グロブリン	抗HBs免疫グロブリン	配合不可：[生食]，ソルビトール加電解質液等中性に近い[輸]以外との混注を避ける
ペミラストン	ペミロラストカリウム	メディエーター遊離抑制薬	配合不可：【シロップ用】pH変化で沈殿
ヘムライブラ	エミシズマブ	ヒト化二重特異性モノクローナル抗体	原則単独投与
ベリナートP	乾燥濃縮人C1-インアクチベーター	C1-インアクチベーター	原則単独投与
ベルベリン硫酸塩	ベルベリン硫酸塩水和物	止瀉薬（殺菌作用）	他剤と混注しない
ボスミン	アドレナリン	昇圧薬（カテコラミン系）	キシロカイン，デカドロン，リンデロン，ビソルボン
ポタコールR	乳酸リンゲル液（マルトース加）	細胞外液補充液	Ca含有のためリン酸イオン，炭酸イオン，クエン酸加血液と配合注意
ホリゾン	ジアゼパム	ベンゾジアゼピン系抗不安薬（長時間作用型）	【注】他の注射液と混合又は希釈して使用しない（可溶化に有機溶媒を使用しているため混濁の恐れ）。輸液中に混合して使用する場合には40倍以上に希釈して，6時間以内に使用。ポリ塩化ビニル製等の容器に吸着
ボンベンディ	ボニコグアルファ	von WillebRand因子	原則単独投与

（次頁へ続く）

(表の続き)

製品名	成分名	分類	配合変化
マンニット T	D-マンニトール	浸透圧利尿薬	シグマート
マンニットール	D-マンニトール	浸透圧利尿薬	シグマート
マンニットールS	D-マンニトール	浸透圧利尿薬	シグマート
ミヤBM	酪酸菌製剤	整腸薬（酪酸菌製剤）	アミノフィリン，イソニアジドにより着色
ミルリーラ	ミルリノン	ホスホジエステラーゼⅢ阻害薬	【注】強力ネオミノファーゲンシー，グルトパ，スルペラゾン，ソル・コーテフ，ソルダクトン，チエナム，水溶性プレドニン，ペントシリン，ラシックス
ムコフィリン	アセチルシステイン	気道粘液溶解薬	配合変化が多いためできるだけ他剤とは配合しない
メイロン	炭酸水素ナトリウム	補正用製剤（アルカリ化剤）	配合不可：Caと沈澱を生じるのでCaイオンを含む製剤と配合しない
メキシチール	メキシレチン塩酸塩	Naチャネル遮断薬（Ib群）	【注】ソルダクトン，ヘパリン，ラシックス，セファメジン，フェノバール，ビタシミン，メイロン，ソル・コーテフ
メジコン	デキストロメトルファン臭化水素酸塩水和物	中枢性鎮咳薬（非麻薬性）	ヨウ化K，炭酸水素Na，アンモニア・ウイキョウ精との配合は避ける
メチレンブルー	メチルチオニニウム塩化物水和物	中毒性メトヘモグロビン血症治療薬	塩化ナトリウムにより溶解度が低下
メドウェイ	人血清アルブミン	アルブミン	配合不可：5％［ブ］，［生食］等中性に近い［輸］以外との混注を避ける
メプチン	プロカテロール塩酸塩水和物	β刺激薬（β₂選択性）	〔吸入液のみ〕配合不可：ベンジルペニシリンカリウム
ユーパスタ	精製白糖・ポビドンヨード	褥瘡・皮膚潰瘍治療薬	他剤と混合して使用しない
ラクテック	乳酸リンゲル液	細胞外液補充液	Ca含有のためリン酸イオン，炭酸イオン，クエン酸加血液と配合注意

（次頁へ続く）

（表の続き）

製品名	成分名	分　類	配合変化
ラクテックD	乳酸リンゲル液（ブドウ糖加）	細胞外液補充液	Ca含有のためリン酸イオン，炭酸イオン，クエン酸加血液と配合注意
ラクトリンゲル	乳酸リンゲル液	細胞外液補充液	Ca含有のためリン酸イオン，炭酸イオン，クエン酸加血液と配合注意
ラクトリンゲルS	乳酸リンゲル液（ソルビトール加）	細胞外液補充液	Ca含有のためリン酸イオン，炭酸イオン，クエン酸加血液と配合注意
ラジカット	エダラボン	脳保護薬	【注】原則として［生食］で希釈（各種糖を含む［輸］と混合で濃度低下の可能性）【注】【キット】高カロリー輸液，［ア］との混合又は同一経路からの点滴はしない。ホリゾン，アレビアチン，ソルダクトンと混合しない
ラシックス	フロセミド	ループ利尿薬	【注】サイレース，タガメット，ドルミカム，ペルサンチン，モダシン，ソルダクトン，タンボコール，ハンプ，ヘルベッサー，アスペノン，イノバン，ミルリーラ，メキシチール
ラニチジン「NP」	ラニチジン塩酸塩	H₂受容体拮抗薬	アタラックスP，セルシン，ソルダクトン，ラシックス，ノバミン
ラボナール	チオペンタールナトリウム	静脈麻酔薬・関連薬	酸性薬剤
リザベン	トラニラスト	メディエーター遊離抑制薬	配合不可：〔DS〕エチレンジアミン含有製剤
リスパダール	リスペリドン	非定型（SDA）抗精神病薬	【内用液】茶葉抽出飲料及びコーラ，ザロンチンシロップ，デパケンシロップ，アタラックス-Pシロップ
リスモダンP	ジソピラミド	Naチャネル遮断薬（Ia群）	【注】アレビアチン，ソルダクトン
リゾビスト	フェルカルボトラン	MRI造影剤（超常磁性酸化鉄）	他の薬剤と混合しない
リドカイン	リドカイン	Naチャネル遮断薬（Ib群）	タンボコール，シンビット，ソルダクトン

（次頁へ続く）

(表の続き)

製品名	成分名	分　類	配合変化
リンゲル液	リンゲル液	細胞外液補充液	Ca含有のためリン酸イオン, 炭酸イオン, クエン酸加血液と配合注意
リンスパッド	乾燥濃縮人 α_1-プロテイナーゼインヒビター	α_1-アンチトリプシン欠乏症治療薬	他剤とは配合しない
レフィキシア	ノナコグベータペゴル	血液凝固第IX因子	原則単独投与
レペタン	ブプレノルフィン塩酸塩	半合成オピオイド (非麻薬性)	バルビタール系薬剤
レボトミン	レボメプロマジンマレイン酸塩	定型 (フェノチアジン系) 抗精神病薬	【注】コントミン, ピーゼットシー, セレネース, セルシン, ビペリデン, アキネトン
レラキシン	スキサメトニウム塩化物水和物	末梢性筋弛緩薬 (脱分極)	静脈麻酔薬により沈澱を生じることがあるので混注を避ける
ロピオン	フルルビプロフェンアキセチル	酸性 (プロピオン酸系)	原則として他剤との配合は不可
献血アルブミネート	加熱人血漿蛋白	アルブミン	配合不可：5% [ブ], [生食] 等中性に近い [輸] 以外との混注を避ける
献血アルブミン「JB」	人血清アルブミン	アルブミン	配合不可：5% [ブ], [生食] 等中性に近い [輸] 以外との混注を避ける
献血アルブミン「ベネシス」	人血清アルブミン	アルブミン	配合不可：5% [ブ], [生食] 等中性に近い [輸] 以外との混注を避ける
献血ヴェノグロブリンIH	ポリエチレングリコール処理人免疫グロブリン	ヒト免疫グロブリン	原則単独投与
献血グロベニン-I	乾燥ポリエチレングリコール処理人免疫グロブリン	ヒト免疫グロブリン	配合不可：5% [ブ], [生食] 等中性に近い [輸] 以外との混注を避ける
献血ノンスロン	乾燥濃縮人アンチトロンビンIII	アンチトロンビン	原則単独投与
献血ベニロン-I	乾燥スルホ化人免疫グロブリン	ヒト免疫グロブリン	原則単独投与

（次頁へ続く）

（表の続き）

製品名	成分名	分類	配合変化
献血ポリグロビンN	pH4処理酸性人免疫グロブリン	ヒト免疫グロブリン	原則単独投与
低分子デキストランL	デキストラン40・乳酸リンゲル（液）	代用血漿剤	Ca含有のためリン酸イオン，炭酸イオン，クエン酸加血液と配合注意
硫酸Mg補正液	硫酸マグネシウム水和物	補正用製剤（Mg製剤）	リン酸イオンと配合注意

付録3

配合変化の生じやすい 注射剤と各種輸液の配合性

『井関　健・監：表解 注射薬の配合変化 改訂10版（じほう）』より

	輸液名	規格pH	セレネース[1]		ソルダクトン[1]		
			理論pH[2]	配合の可否[3]	理論pH	配合の可否	
血液代用剤	アクチット	4.3〜6.3	5.57	可	6.26	否	
	ヴィーンD	4.0〜6.5	5.40	可	7.21	否	
	大塚生食注	4.5〜7.0	3.75	可	9.85	可	
	5％大塚糖液	3.5〜6.5	3.75	可	9.16	可	
	KN3号輸液	4.0〜7.5	4.56	可	9.04	可	
	ソリタ-T1号	3.5〜6.5	4.50	可	8.70	否	
	ソリタ-T2号	3.5〜6.5	4.55	可	6.85	否	
	ソリタ-T3号	3.5〜6.5	4.50	可	8.70	否	
	ソリタ-T4号	3.5〜6.5	4.26	可	8.70	否	
	トリフリード	4.5〜5.5	4.69	可	6.00	否	
	ハルトマン輸液pH8.0	7.8〜8.2	4.80	可	8.85	否	
	フィジオ35	4.7〜5.3	4.81	可	6.13	否	
	フィジオ70	4.5〜5.5	4.92	可	6.24	否	
	フィジオゾール3号	4.0〜5.2	4.38	可	7.98	否	
	フルクトラクト	4.0〜7.5	4.45	可	7.00	否	
	ポタコールR	3.5〜6.5	4.59	可	7.84	否	

| 配合注射剤 | | | | | | | |
| ソル・メドロール[1] | | ビソルボン[1] | | ペルジピン注[1] | | ラシックス注[1] | |
理論pH	配合の可否	理論pH	配合の可否	理論pH	配合の可否	理論pH	配合の可否
7.04	可	5.22	可	5.32	可	4.92	否
7.00	可	5.59	否	5.73	可	5.76	否
7.50	可	3.43	可	4.73	可	9.16	可
7.50	可	3.43	可	4.56	可	8.72	可
7.44	可	4.93	可	5.54	可	5.89	可
7.39	可	4.80	可	5.20	可	5.40	否
6.88	可	4.78	可	5.00	可	5.10	否
7.39	可	4.80	可	5.20	可	5.40	否
7.39	可	4.51	可	4.91	可	5.17	否
6.05	可	4.88	可	4.99	可	5.03	否
7.55	可	5.46	否	7.78	否	8.19	可
6.30	可	4.97	可	5.06	可	5.09	否
6.52	可	5.08	可	5.17	可	5.20	否
7.19	可	8.36	否	4.75	可	4.86	否
6.95	可	4.64	可	4.79	可	4.88	否
7.15	可	4.80	可	4.99	可	5.07	否

（次頁へ続く）

（表の続き）

	輸液名	規格pH	セレネース[1]		ソルダクトン[1]	
			理論pH[2]	配合の可否[3]	理論pH	配合の可否
アミノ酸輸液	アミノレバン	5.5〜6.5	5.51	可	6.56	否
	アミパレン	6.5〜7.5	6.80	否	7.22	否
	キドミン	6.5〜7.5	6.48	否	7.14	否
	ネオアミユー	6.6〜7.6	6.68	否	7.47	否
	プラスアミノ	4.0〜5.2	4.50	可	5.79	否
	モリプロンF	5.5〜6.5	5.97	可	6.33	否
	モリヘパミン	6.6〜7.6	6.64	否	7.32	否
高カロリー輸液	ハイカリック液-1号	3.5〜4.5	4.40	可	5.20	否
	ハイカリック液-2号	3.5〜4.5	4.40	可	5.20	否
	ハイカリック液-3号	3.5〜4.5	4.06	可	4.84	否
	ピーエヌツイン-1号	約5（混合後）	4.86	可	5.53	否
	ピーエヌツイン-3号	約5（混合後）	5.05	可	5.64	否

※1）注射剤の規格・セレネース5mg 1mL，ソルダクトン100mg，ソル・メドロール
※2）理論pH・注射液1mL（溶液）または1V（凍結乾燥品）に各種輸液1剤を加え
※3）配合の可否・混合溶液の理論pH および薬物の溶解度，pH 変動試験の結果を

配合注射剤							
ソル・メドロール[1]		ビソルボン[1]		ペルジピン注[1]		ラシックス注[1]	
理論pH	配合の可否	理論pH	配合の可否	理論pH	配合の可否	理論pH	配合の可否
6.66	可	5.82	否	5.96	否	5.99	可
7.16	可	6.94	否	7.02	否	7.04	可
7.09	可	6.70	否	6.82	否	6.85	可
7.31	可	6.99	否	7.16	否	7.18	可
5.65	否	4.59	可	4.64	可	4.68	否
6.39	可	5.82	否	6.10	否	5.87	可
7.20	可	6.86	否	6.99	否	7.02	可
4.87	否	4.47	可	4.48	可	4.52	否
4.87	否	4.47	可	4.48	可	4.52	否
4.47	否	4.08	可	4.10	可	4.13	否
5.36	否	4.98	可	4.97	可	5.04	否
5.53	否	5.14	可	5.16	可	5.20	否

40 mg, ビソルボン4 mg 2 mL, ペルジピン注2 mg 2 mL, ラシックス注20 mg 2 mL
全量を10 mL としたときの混合溶液の予測pH を示す。
参考にして判定している。

付録3　配合変化の生じやすい注射剤と各種輸液の配合性

主な薬剤の配合直後変化表

『山本保博，横田裕行・総監：診療科医薬品集 救急治療・薬剤ハンドブック

	イノバン	インスリン	エフオーワイ	エラスポール	塩化ナトリウム	オノアクト	オメプラール	シプロキサン
イノバン				混濁				
インスリン								
エフオーワイ				混濁			低下	
エラスポール	混濁		混濁			混濁		混濁
塩化ナトリウム								
オノアクト				混濁				
オメプラール			低下					混濁
シプロキサン				混濁			混濁	
ソルダクトン	混濁		混濁					混濁
ドブポン				混濁				
ペルジピン		混濁		混濁				
ハンプ		混濁			混濁			
ビソルボン				混濁			混濁	
フサン				混濁	混濁		低下	
フラグミン			混濁					混濁
ヘパリン			混濁					混濁
ミダゾラム							混濁	
ラシックス			混濁			混濁		混濁

第6版（じほう）』より

付録4　主な薬剤の配合直後変化表

ソルダクトン	ドブポン	ペルジピン	ハンプ	ビソルボン	フサン	フラグミン	ヘパリン	ミダゾラム	ラシックス
混濁									
		混濁	混濁						
混濁						混濁	混濁		混濁
	混濁	混濁		混濁	混濁				
			混濁		混濁				
									混濁
				混濁	低下			混濁	
混濁						混濁	混濁		混濁
		混濁		混濁				混濁	
						混濁	混濁		混濁
混濁							黄濁		混濁
							混濁		
混濁									混濁
						混濁	混濁		混濁
	混濁				混濁				
	混濁	黄濁	混濁		混濁				
混濁									混濁
	混濁	混濁		混濁	混濁			混濁	

229

索 引

ゆる～く覚える配合変化

定価　本体2,900円（税別）

2022年9月28日　発行

著　者　　相澤　学（あいざわ まなぶ）

発行人　　武田　信

発行所　　株式会社　じほう

101-8421　東京都千代田区神田猿楽町1-5-15（猿楽町SSビル）
振替　00190-0-900481
＜大阪支局＞
541-0044　大阪市中央区伏見町2-1-1（三井住友銀行高麗橋ビル）
お問い合わせ　https://www.jiho.co.jp/contact/

©2022　　　　　　　　　　　　　　　　　組版・印刷　永和印刷(株)
Printed in Japan

本書の複写にかかる複製，上映，譲渡，公衆送信（送信可能化を含む）の各権利は
株式会社じほうが管理の委託を受けています。

JCOPY ＜出版者著作権管理機構 委託出版物＞
本書の無断複製は著作権法上での例外を除き禁じられています。
複製される場合は，そのつど事前に，出版者著作権管理機構（電話 03-5244-5088，FAX
03-5244-5089，e-mail：info@jcopy.or.jp）の許諾を得てください。

万一落丁，乱丁の場合は，お取替えいたします。
ISBN 978-4-8407-5457-6